SUPERVISÃO DE ENSINO

Privatização do público ou direito à Educação?

Celestino Alves da Silva Junior
Eduardo Pinto e Silva
Evaldo Piolli
Helenice M. Sbrogio Muramoto
Luís Nunes
Roberto Heloani
Rosângela Ferini Chede

Organização
José Cerchi Fusari
Rosângela Ferini Chede
Selma Garrido Pimenta

1ª edição
2022

CORTEZ EDITORA

© Direitos de publicação
CORTEZ EDITORA
Rua Monte Alegre, 1074 – Perdizes
05014-001 – São Paulo – SP
Tel.: (11) 3864-0111
cortez@cortezeditora.com.br
www.cortezeditora.com.br

Fundador
José Xavier Cortez

Direção
Miriam Cortez

Editor
Amir Piedade

Preparação
Alessandra Biral

Revisão
Alexandre Ricardo da Cunha
Gabriel Maretti
Rodrigo da Silva Lima

Edição de Arte
Mauricio Rindeika Seolin

Obra em conformidade ao
Novo Acordo Ortográfico da Língua Portuguesa

Dados Internacionais de Catalogação na Publicação (CIP)
(Câmara Brasileira do Livro, SP, Brasil)

Supervisão de ensino : privatização do público ou direito à educação? / Celestino Alves da Silva Junior...[et al.]; organização José Cerchi Fusari, Rosângela Ferini Chede, Selma Garrido Pimenta. – 1. ed. – São Paulo: Cortez, 2022.
Outros autores: Eduardo Pinto e Silva, Evaldo Piolli, Helenice M. Sbrogio Muramoto, Luís Nunes, Roberto Heloani, Rosângela Ferini Chede

Bibliografia.
ISBN 978-65-5555-288-1

1. Direito à educação 2. Educação – Brasil 3. Educação pública 4. Escolas – Administração e organização 5. Professores – Formação 6. Sindicalismo 7. Supervisão escolar I. Silva Junior, Celestino Alves da. II. Silva, Eduardo Pinto e. III. Piolli, Evaldo. IV. Muramoto, Helenice M. Sbrogio. V. Nunes, Luís. VI. Heloani, Roberto. VII. Chede, Rosângela Ferini. VIII. Fusari, José Cerchi. IX. Pimenta, Selma Garrido.

22-118012 CDD-371.2

Índices para catálogo sistemático:

1. Supervisão de ensino : Educação 371.2

Cibele Maria Dias – Bibliotecária – CRB-CRB-8/9427

Impresso no Brasil – novembro de 2022

SUMÁRIO

PREFÁCIO

A obra *Supervisão de Ensino: privatização do público ou direito à Educação?* retrata a árdua tarefa de tornar realidade a publicação de um primeiro livro organizado pelo Sindicato de Supervisores do Magistério Oficial no Estado de São Paulo (Apase), em parceria com pesquisadores de universidades públicas, para tratar de questões envolvendo a supervisão de sistema.

A obra representa um longo processo, no qual desafios foram postos, limitações superadas e a necessária tarefa de produção de material reflexivo, histórico e crítico sobre a supervisão de Ensino se concretiza.

Há de se destacar a importância que o Sindicato Apase confere à ciência. A entidade defende ser este o caminho para a problematização e apreensão da realidade e alternativa fundante para organizar respostas aos problemas enfrentados no campo educacional e, mais especificamente, aqueles que abrangem a supervisão de sistema. Por meio de análise rigorosa sobre os fenômenos do cotidiano, os pesquisadores pautaram os supervisores nas demandas relacionadas às precariedades das condições de trabalho, da necessidade de discussão sobre a formação inicial e sobre o desenvolvimento profissional dos supervisores pedagógicos. Para além da crítica, e reiterando seu compromisso com a democratização do sistema público de Educação, a obra apresenta um conjunto de proposições.

A temática envolvendo os gestores, sob o recorte dos profissionais supervisores, é pouco encontrada no meio acadêmico e editorial. Conhecer mais esses profissionais, seus contextos de atuação e desafios, faz-se necessário para a definição de necessidades específicas de sua formação permanente e inicial no curso de Pedagogia, bem como para a organização dos sistemas de Ensino, sempre sob olhares atentos de investigadores e sob as premissas da defesa da escola pública e da garantia do direito à Educação. Assim, entender a importância de uma teoria elaborada a partir de pressupostos emancipatórios para pensar e organizar a Educação escolar apresenta-se como uma das contribuições do conjunto dos textos.

É importante salientar que todo ato de leitura, seja por pura fruição, seja pelo espírito de pesquisa, seja pela busca de referências técnicas, obedece ao propósito de uma mente em busca de conhecimento. E, às vezes, nesse ato solitário da consciência, nós a encontramos em um único momento. A curiosidade epistemológica inquieta leva o ser humano a espantar-se diante da realidade, a indignar-se diante das desigualdades. Por vezes, dada leitura surpreende-nos ao evidenciar possibilidades e caminhos.

Este livro possui a capacidade de, a partir de dados técnicos, fruto de pesquisas, propor uma narrativa crítica, coesa e intrinsecamente ligada ao fazer de trabalhadores da Educação. Também perpassa a reflexão a respeito do cotidiano das políticas públicas, das ações dos sindicatos na contramão do *modus operandi* do capitalismo privatista neoliberal, da formação acadêmica e, sobretudo, das vivências e dilemas do supervisor de Ensino com vistas à consolidação de uma práxis emancipadora.

O desafio de pautar a supervisão de sistema e os supervisores de ensino no contexto dos demais trabalhadores da Educação está posto. Neste livro, o Sindicato Apase, em suas gestões dos últimos seis anos, evidencia que é possível atuar, explorando nas contradições do sistema as brechas para uma Educação pública justa e de qualidade social.

Surpreendam-se!

São Paulo, 2 de setembro de 2020.

Professor-doutor José Cerchi Fusari (aposentado) –
Faculdade de Educação (USP).

Professora-doutora Selma Garrido Pimenta (titular sênior) –
Faculdade de Educação (USP).

Pesquisadores e coordenadores (em parceria)
do Grupo de Estudos e Pesquisas sobre
Formação de Educadores (Gepefe/Feusp).

APRESENTAÇÃO

Nos últimos anos, o Sindicato Apase acompanha, de maneira sistematizada, a implementação de políticas públicas educacionais no Estado de São Paulo, sempre com vistas a avaliar a garantia do direito à Educação.

Têm-se observado, principalmente, a partir da segunda metade dos anos 1990, constantes mudanças nas atribuições dos supervisores, acompanhadas de forte propagação de valores da administração empresarial para embasar as concepções privatistas subjacentes às reformas educacionais de São Paulo. Paralelamente a essas mudanças, que envolvem o modelo de gestão praticado, constata-se a precarização das condições de trabalho dos supervisores e relatos de adoecimento relacionados a esse contexto.

Outra observação diz respeito ao crescente ingresso de fundações e organizações vinculadas ao empresariado brasileiro na proposição e gerenciamento de programas destinados ao processo de Ensino e de aprendizagem, com o discurso de foco na melhoria dos resultados, expressos em avaliações externas. No interior da Secretaria de Educação, esses espaços eram antes destinados à supervisão de Ensino, que por sua natureza e caráter de função de Estado, dentro de uma carreira estável e com conhecimentos técnicos (além dos políticos), exercia suas funções com a autonomia necessária para avaliar e propor políticas públicas comprometidas com uma Educação emancipatória.

Considerando a intensificação desse movimento e de sua relação com a precarização da supervisão de sistema, de acordo com análises empíricas, bem como a crescente atuação do setor empresarial na Educação pública paulista, o Sindicato Apase buscou parcerias com renomados pesquisadores do Núcleo de Estudos Trabalho, Saúde e Subjetividade da Universidade Estadual de Campinas (NETSS/Unicamp), da Universidade de São Paulo (USP) e da Universidade Estadual Paulista (Unesp), a fim de investigar cientificamente a realidade.

Alguns dos resultados desses trabalhos de pesquisa, iniciados em 2015, estão sistematizados nesta obra, *Supervisão de Ensino: privatização do público ou direito à Educação?*, publicada pela Cortez Editora, reconhecida instituição promotora da divulgação de teorias educacionais.

A sistematização dessa etapa da investigação está organizada em três partes.

Na 1ª Parte, "Apase, sindicalismo e gestão em Educação", o supervisor Luís Nunes, diretor de Política Sindical do Sindicato Apase (2014-2020), recupera um conjunto de artigos publicados no *Jornal Apase*, intitulado "Sindicalismo e Gestão em Educação", destinados aos companheiros de sindicato e categoria de trabalhadores da Educação. Os textos pautam-se em uma visão instrumentalizada de referências, liberta dos conceitos neoliberais de gestão da coisa pública. Esse conteúdo busca situar a Educação paulista no contexto sociopolítico e econômico do País, de maneira crítica. O contato com esses textos permitirá ao leitor aproximar-se dos embates e lutas do cotidiano da supervisão de sistema.

A 2ª Parte, "Condições de trabalho, saúde e identidade dos supervisores de Ensino", organizada em "Introdução" e mais três capítulos, apresenta os resultados da pesquisa realizada pelos professores Eduardo Pinto e Silva, Evaldo Piolli, Roberto Heloani e Rosângela Ferini Chede. Os capítulos estruturam-se de acordo com as categorias de análise. A introdução da referida parte esclarece a respeito da metodologia utilizada na investigação.

O Capítulo I, de autoria de Evaldo Piolli e Rosângela A. Ferini V. Chede, traz breves apontamentos sobre a "Trajetória histórica e as atribuições do supervisor de Ensino", com destaques para as mudanças a partir dos anos 1990.

No Capítulo II, "A identidade e o trabalho do supervisor de Ensino", os autores Evaldo Piolli e Roberto Heloani analisam os eixos "trabalho e identidade". As expectativas e frustrações no início da carreira acenam para o choque de realidade. Durante as discussões, transparecem a percepção dos sujeitos da pesquisa sobre o trabalho e as mudanças. As relações interpessoais no trabalho, posicionamento crítico e represálias são alguns dos pontos que contornam a identidade e o trabalho do supervisor de Ensino.

As "Injunções paradoxais e divisão do eu no trabalho do supervisor de Ensino" são apresentadas no Capítulo III. O método e procedimento de construção das categorias de análise do trabalho do supervisor de Ensino introduzem o capítulo de Eduardo Pinto e Silva e Roberto Heloani. Na sequência, verifica-se a gestão como doença social: suas injunções paradoxais e efeitos à subjetividade. O supervisor de Ensino é posicionado diante de prescrições quantofrênicas sobre a forja da clivagem do ego diante das injunções paradoxais e outros aspectos da subjetividade e identidade. E, ao final do capítulo, há uma análise sobre o sujeito imerso na racionalidade instrumental.

A partir dos dados gerados na pesquisa e apresentados nos capítulos citados, é possível afirmar que as políticas educacionais, por vezes, impedem aquilo mesmo que elas exigem, ou ainda, que elas se constituem com base em injunções-prescrições paradoxais. Os significados e sentidos do trabalho podem ser relacionados a conflitos nas relações laborais e tensões entre: autonomia *versus* heteronomia, reconhecimento *versus* não reconhecimento, prazer *versus* sofrimento e identidade socialmente atribuída *versus* identidade subjetivamente apropriada.

O adoecimento (ou estresse) relacionado ao trabalho pode ser associado a uma intrincada relação entre trabalho, condições laborais, gerencialismo e incongruências das políticas educacionais. Adoecimentos ou experiências estressoras traduzem-se em contraditórias expectativas, frustrações e impossibilidades. E, no limite, forjam frágeis estratégias defensivas de divisão ou clivagem do eu.

A compreensão desse estado de coisas impõe-se aos supervisores e educadores de maneira geral; mais ainda, impõe-se àqueles que elaboram ou se destinam a estudar as políticas públicas, em especial aquelas relacionadas aos modelos de gestão.

Romper com as estratégias que induzem ao adoecimento e, consequentemente, com práticas ineficazes do ponto de vista da qualidade social da Educação, bem como com as representações do senso comum, é desafio de todos aqueles que se dedicam à formação de profissionais da Educação e buscam consolidar uma teoria de supervisão de sistema comprometida com a humanização dos processos de administração/gestão e com a emancipação social.

De nada adiantaria as constatações apontadas, na primeira parte desta obra, se não houvesse um movimento propositivo para enfrentar a realidade constatada. Sob essa perspectiva, buscou-se acrescentar mais dois capítulos ao trabalho empírico inicial, de forma a proporcionar um repensar teórico sobre a atual estrutura e organização dos sistemas de Ensino e, principalmente, sobre o modelo de gestão adotado pelos governos locais.

Na 3ª Parte, "Ensaio para uma teoria de supervisão de sistema de Ensino", o conjunto de três capítulos busca constituir-se em outro referencial para pensar a estrutura e a organização da supervisão no sistema de Ensino.

O primeiro deles, "Construção de um espaço público de formação", de Celestino Alves da Silva Junior (publicado anteriormente em *Por uma revolução no campo da formação de professores* [São Paulo: Unesp, 2015]),[1] traz uma densa reflexão teórica a respeito da necessidade de revolucionar a formação de professores, de rever a compreensão e o sentido da ideia de revolução. Para abordar o seu objeto, o autor discorre sobre o espaço público como local de formação considerando o embate entre público e privado, e a disputa entre projetos na concepção de Estado.

Formar e formar-se no espaço público obriga a uma distinção necessária entre os conceitos de formação e de socialização. O referido autor amplia a discussão tratando sobre a presença do professor no espaço público de formação e sobre os temas e problemas levados à discussão no espaço público.

No segundo capítulo, "Escola pública: direito fundamental (a humanização em questão) – O que a supervisão tem a ver com isso?", Helenice Maria Sbrogio Muramoto situa, brevemente, a ligação congênita da Educação escolar com as sociedades urbano-industriais contemporâneas, cujo modo de produção capitalista explora o trabalho convertido em mercadoria, gerando desigualdade. Pontua a condição vivida pelo Brasil, de colônia de Portugal, com trabalho escravo, por quase quatro séculos, e os processos de urbanização e industrialização capitalista, tardios e dependentes, que aqui ocorreram no século XX, instalando uma Educação escolar dual e seletiva, articulada à sociedade desigual. Retoma o desafio aos educadores para a democratização/humanização da escola e da sociedade que ressoa desde os anos 1980.

No item 1, a autora analisa: a natureza da Educação escolar pública e de sua administração, incluindo, nesta, a supervisão intraescolar (direção e coordenação) e a interescolar (ou de sistema), como inseparáveis da necessária formação continuada, organicamente vinculada ao processo educativo escolar para que ele seja exitoso e humanizador para todos, estudantes e profissionais, relacionando aspectos conceituais,

1 Publicado anteriormente em *Por uma revolução no campo da formação de professores*. São Paulo: Unesp, 2015. (N.A.).

político-culturais e éticos. No segundo subitem, explora a organização do trabalho educativo na escola e no sistema, com destaque para o paradigma burocrático e a necessidade de sua superação. Considera dispositivos da legislação maior e seu incerto cumprimento na implementação dessa organização, no Estado de São Paulo. Situa, aí, dos anos 1960 para cá, algumas realizações inspiradoras na Educação escolar pública e alguns equívocos nela cometidos. Destaca a atuação dos supervisores de Ensino no sistema estadual paulista, como função de Estado, e sua articulação por meio da Apase, aprendendo a conjugar o "nós", na busca pela escola pública de qualidade, para todos, como direito.

Evaldo Piolli, Roberto Heloani e Rosângela Ferini Chede realizam um "Ensaio para uma teoria de supervisão no sistema de Ensino: por uma práxis emancipatória para a garantia do direito à Educação".

O terceiro e último capítulo faz uma análise crítica dos limites do gerencialismo e da Nova Gestão Pública e aponta os impactos negativos destes nos sistemas de Ensino. Como alternativa, acena para referenciais teóricos que comporiam uma nova teoria de supervisão no sistema de Ensino, direcionada a uma práxis emancipatória para a garantia do direito à Educação a todos os segmentos sociais.

As relações dinâmicas intra e interescolar ocorrem a partir de espaços dialógicos de comunicação. As elaborações e produções são coletivas em todos os níveis e voltadas para planejar o Ensino e a aprendizagem. A operacionalização ganha destaque na organização dos sistemas, com a presença de agentes formados a partir da docência e com a centralidade da Pedagogia para o exercício dos gestores. O texto provoca os diferentes agentes da gestão educacional, dos diferentes níveis do sistema, a estruturarem uma carreira de Estado sob premissas emancipatórias e dialógicas.

Assim, os três últimos capítulos desta obra provocam os leitores a fazerem também um exercício teórico para a construção e consolidação de uma concepção emancipadora para gestão pública educacional, em especial para a supervisão de sistema.

Por fim, nesse contexto de retrocesso conservador e de aprofundamento da agenda ultraliberal na Educação, considera-se oportuna e necessária a reflexão que este livro apresenta sobre os profissionais que representam e zelam pelos sistemas públicos de Educação, quais sejam, os supervisores de Ensino.

Que ele possa expressar, por seu conteúdo e momento editorial, nossa face intelectual da resistência.

Rosângela Ap. Ferini Vargas Chede
Diretora-presidente da Apase (2014-2020)

Rosaura Aparecida de Almeida
Diretora-presidente da Apase (2020-2023)

1ª PARTE

APASE, SINDICALISMO E GESTÃO EM EDUCAÇÃO

CAPÍTULO I

Sindicalismo e gestão em Educação: o contexto a partir do *Jornal Apase*

Luís Nunes

1. Introdução

O presente texto procura sintetizar um raciocínio que perpassou a produção de artigos para o *Jornal Apase*, do Sindicato dos Supervisores de Ensino do Magistério Oficial no Estado de São Paulo. Inicialmente, com edição mensal na primeira gestão da diretoria denominada Novos Rumos, de 2014 a 2017, e bimestralmente na segunda gestão, de 2017 a 2020, tinha a intenção de expor uma narrativa não muito comum nas discussões do sindicato. Por ser publicado sempre com intervalos que, a nosso ver, se distanciava do fato gerador das reflexões, foi-se criando uma tendência para a produção de conteúdo mais teórico, sem deixar de referir-se a fatos e contextos contemporizados. Desta forma, procuramos sempre trazer, aos companheiros de sindicato e categoria de trabalhadores da Educação, uma visão crítica dos procedimentos administrativos de cunho empresarial, implementados na gestão pública, e suas consequências, sejam elas de caráter financeiro com impacto na carreira, sejam de rendimento do sistema de Ensino.

Ao optar por manter a linguagem jornalística, o texto não apresenta todas as referências bibliográficas de citações e passagens que se tornaram a base das opiniões assumidas ao longo dessa trajetória. Destacamos a colaboração dos companheiros de jornada, por meio de intervenções e reflexões, que ora foram coletadas em diálogos informais, ora em contribuições diretas na formulação de determinados artigos. As divisões internas do presente texto resgatam a titulação de determinados artigos publicados no *Jornal Apase*, não se limitando a reproduzi-los meramente, bem como sua estruturação, que procura abordar as temáticas em torno de questões estruturais, análise de conjuntura política e ação sindical.

2. Decifrando-se

O sindicato é um instrumento de luta dos trabalhadores. De uma luta histórica contra a opressão e a exploração, que são responsáveis pela precarização das nossas condições de trabalho e de vida. Na conjuntura atual, os sindicatos não podem ser o que hoje vemos no cenário nacional: corporativistas e burocráticos, apensados a governos, direta ou indiretamente, parasitas sobre os quais não se sabe mais a que vieram, escamoteando sua gênese. Hoje acomodado, esse instrumento não se presta à execução do projeto revolucionário a que se propôs historicamente. Do antes posto de resistência à desenfreada gana burguesa por mais lucro, de elemento de organização e proposituras, em nome da classe trabalhadora, resta apenas o nome. Torna-se veículo "chapa-branca" que carrega as pautas dos "patrões", ou vive em função delas tornando-se inofensivo ao capital.

A luta sindical, que é uma frente, deve retornar a suas origens: executar o projeto de construção de uma nova sociedade – solidária e cooperativa, emancipadora da condição humana. A luta não se faz em função dos interesses de determinada classe social, mas para toda sociedade. A burguesia tão revolucionária em sua ascensão ao poder, como classe social, não fez, em sua trajetória de consolidação econômica e política, e não faz avançar a emancipação humana, mantendo os trabalhadores em eterna situação e condição de subjugados. Seus atos, como classe dominante, são pós-revoluções burguesas, atos de consolidação do Estado burguês; passando então a posicionar-se como agente histórico contrarrevolucionário, capaz de remeter os trabalhadores a condições de vida tão perversas quanto aquelas que visava superar. Subjugar os interesses particulares - pessoais ou "corporativistas" - resulta na prática de ações verdadeiramente democráticas. O sindicato deve ser a voz dos explorados, dos enganados, dos excluídos.

E para nós, supervisores de ensino, trabalhadores do magistério, atividade que outrora ocupava o estafe de médio poder, nossa estrutura sindical deve fazer valer a ideia de que somos muito mais do que instrumento de coerção na aplicação de políticas públicas de caráter privatizante, nitidamente geradoras de lucro. Na perspectiva burguesa o bem-estar da população só virá, e se vier, após o escancaramento do serviço público ao ímpeto meritocrático das ações lucrativas - Educação como *commodities*. Educação como meio. O lucro não está na venda da mercadoria, mas sim no seu processo de elaboração, de gestão. Primeiro o bem-estar patronal, depois o que restar fica aos expropriados!

É necessário repensarmos paradigmas e práticas, sejam de orientação e atuação política, sejam de executores de tarefas, diante dos pressupostos que determinam o caráter do fazer sindical: aqueles que não se classificam como trabalhadores, que ao menos se postem ao lado destes! E, como tais, devemos abandonar o servir, para assumirmos a tarefa de impedir a instauração e permanência dessa barbárie - hoje travestida do economicismo financeiro, da obsolescência programada e do economicamente viável. Formas lapidares de complexificar e dificultar o domínio das relações de produção, distribuição e consumo de bens, da desqualificação da oferta e prestação de serviços públicos em favor do aumento da taxa e do acúmulo de lucro.

Desvincular-se da prática corporativista da troca de "favores" e benesses é construir uma pauta autônoma, passando ao largo dos interesses patronais e se posicionando contra eles. Pois estes, por meio do governo, seguem tocando o projeto burguês de alcance da maior taxa de lucro possível e, com a privatização, do deslocamento de recursos públicos para seus bolsos. O contexto educacional impõe o mercado (o todo-poderoso ordenador social) como elemento primordial da ação pedagógica – atrela os interesses dos patrões aos princípios educacionais. Pois é de lá que nos é dado o discurso das competências e das habilidades, da qualidade como essência das coisas sob controle, e não de sua utilidade. Relegam a precariedade do sistema escolar para outros planos, e jogam a solução para a esfera da "terra do nunca" e da responsabilização de seus agentes (família, terceirizados, quadro de apoio escolar, quadro da Secretaria da Educação e quadro do magistério). A escola a serviço das relações produtivas, do mercado de trabalho, torna-se a única dimensão proposta nesta aterradora visão medíocre de Educação.

Não se entenda o que aqui é posto como uma afronta à história daqueles que dirigiram o movimento, mas uma crítica que inspira reflexão sobre que história foi construída. É hora de reavaliar as relações cordiais que permitem o trânsito entre governos e sindicato. É hora de estabelecer fronteiras nítidas, de se voltar para os interesses dos trabalhadores em Educação, que são ou devem ser, coincidentemente, os interesses dos usuários do sistema público de ensino. É hora de diferenciar legitimidade de legalidade. A pauta de governo é travestida de legalidade, porém não é por si legítima. Pois, o que se implementa é um projeto burguês, neoliberal, de gerenciamento da coisa pública. Inserindo nas relações públicas os princípios da competitividade e lucratividade, a ideia de que o estado de coisas que nos acomete é fruto de uma evolução natural e não resultado de "princípios de gestões" equivocados. Um princípio de gestão da força produtiva, que sob a égide neoliberal só admite a fartura para pouquíssimos, e impondo a escassez para a humanidade.

3. Sindicato e conjuntura política[2]

A ação sindical é regida por princípios políticos e não como tem sido avaliada pelo senso comum, ou seja, um birô corporativo, entidade de mútuo socorro, reduzida à frase: "[...] mas o que o sindicato tem feito por nós!"

Fruto da evolução histórica, as antigas corporações de ofício do final da Idade Média dão lugar, em um percurso heroico, aos sindicatos no século XIX. Os sindicatos, de origem corporativista – ligas e guildas –, chegam à Modernidade dentro do modelo fabril, e quando este tem seu espaço reduzido pela nova estrutura socioeconômica, se emaranha com situações em que seu "papel social" é questionado. Por um lado, pelas estruturas do capitalismo que nunca deixaram de atacar de forma nefasta as organizações representativas dos trabalhadores, seja de forma direta e violenta, seja por meio de aparatos ideológicos (mídias). Por outro, observamos que as respostas organizativas não estão dando conta das mudanças na economia, que deixa de ser fabril e se dilui em várias frentes de expropriação do trabalho. Nesse contexto, enxergamos que mudam as formas, mas mantém-se a exploração, pois permanece a lógica do lucro. As novas formas de trabalho não libertam os trabalhadores, ao contrário, o aprisionam, e se retoma a condição de servidão – trabalho sem direitos, sem cidadania.

E toda essa organicidade necessitava de uma bandeira de luta, de outra cosmovisão, que incluísse os então explorados pela ordem vigente no cenário de desenvolvimento, progresso e benesses que só à classe dominante eram dados. Construiu-se ao longo de alguns séculos um pensamento crítico das condições sociais e das estruturas produtivas do capitalismo e de suas formas e expressões políticas. Enfrentou os regimes de força como o absolutismo monárquico, a plutocracia restritiva estadunidense e o trabalho compulsório (nome simpático para a escravidão humana) na América Latina.

2 *Jornal Apase*, São Paulo, p. 3, abr. 2015, Seção Política Sindical. (Adaptado).

Enfrentou os regimes de ordem liberal, os governos republicanos do pós-guerra, com suas democracias representativas, que, funcionais nos países centrais, engendravam e sobreviviam à custa de formas sistemáticas de extração de valores de suas outrora colônias e novos mercados fornecedores de matéria-prima e mão de obra barata.

Essa nova cosmovisão instrumentalizou o sindicalismo para organizar o enfrentamento no outrora conflito direto entre trabalhadores e máquinas, para orientá-los na perspectiva correta: trabalhadores *versus* patrões (proprietários dos meios de produção, detentores do poder de Estado e de governo). Embora os conflitos físicos se dessem entre trabalhadores e os aparelhos de Estado, os fins da organização sindical estavam definidos: enfrentar os interesses classistas da burguesia.

No contexto da guerra de classes, a organização sindical prima pela defesa dos trabalhadores fazendo frente ao estabelecido "direito natural" burguês de propriedade, consolidado na estrutura estatal com fins claros de garantir o privilégio da classe dominante. Direito fundamentado nos princípios políticos filosóficos da doutrina liberal, uma ideologia que justifica a hegemonia e consequentes ações de controle social. Direito este que negava a segurança de vida e cidadania à classe trabalhadora.

Neste novo cenário, quando se coloca ao largo e longe dos sangrentos conflitos classistas, a instituição sindical se adapta e até se acomoda, a ponto de se tornar uma correia de transmissão de entidades políticas e governamentais. Patrões fundam suas entidades e financiam a formação de sindicatos onde, além da filiação partidária (direito líquido e certo), vivencia-se a adesão governista. Ora estão na estrutura governamental, ora estão na diretoria sindical, mas nunca na defesa dos trabalhadores; e assim se enxergam membros de governo, não apenas simples filiados ao partido – são fiéis escudeiros de uma cosmovisão que usurpa direitos dos trabalhadores. Os sindicatos muito próximos de governos, ou mesmo aliados a estes, distanciam-se da base, do seu público-alvo de suas atividades-fim. Como consequência instaura-se o isolamento sustentado por impostos sindicais; assumem tarefas de baixo impacto; com *staff* seccionado, instauram casta de dirigente

– os eternos eleitos; promove-se a atomização da base –; filiado não se sente responsabilizado e representado; a direção pensa, inventa e "age".

É certo que a sociedade mudou e que esta mudança tem seu processo acelerado dentro da atual estrutura material, ou seja, o modelo econômico capitalista. Novas formas e maneiras de ser e de reproduzir impõem novos valores (sejam éticos, morais ou de costumes). Mas é sempre necessário avaliar se o que é racionalmente posto condiz com o estágio de progresso e desenvolvimento. No caso dos direitos conquistados, de garantia de condições de vida dos trabalhadores, é necessário percebermos se o que se propõe não representa um retrocesso. Daí que o entendimento que o movimento sindical tem ou projeta no imaginário coletivo, de suas bandeiras de luta consolidadas, o define como legítimo órgão de representatividade dos interesses da categoria ou simplesmente um apêndice governista ou patronal.

Sabemos que não enfrentamos ou lutamos contra pessoas, apesar de elas serem os atores desse pseudojogo, enfrentamos um sistema ordenado e muito bem equipado para a defesa dos proclamados direitos naturais; direitos de determinada classe social e seus agentes. É no escopo desse raciocínio que avaliamos se as estratégias e táticas promovem o compromisso com a luta da categoria que se representa, ou se destinam à promoção de certo *status*: correia de transmissão ou fiel escudeiro.

As novas narrativas e discursos de inovações, empreendedorismo e *startup*, aprisionam, canalizam para o contexto do consumo. No contexto macro a visão administrativa permanece exclusivista, domínio masculino, supremacia branca, discurso xenofóbico, vitimização e vitimismo, emprego *versus* imigrações originadas em conflitos bélicos, e o crescente abismo entre a classe média e os pobres. Com a pós-modernidade cria-se uma nova mercadoria relacionada à força de trabalho: "Você"! Ou melhor, informações a você referenciadas – coisas do tipo CPF, RG, CC, TS/RH, CNH, CEP, SPC, TE e especificamente onde são utilizados. E criam-se também pseudoformas de luta, priorizando características identitárias como resposta aos adjetivos simplórios dos caros governantes de plantão. E, como toda mercadoria que se preza, começa a circular e é apreendida pelo tráfico, pelo roubo, pela usurpação, até que se tenha um marco regulatório. Foi assim, e enquanto perdurar essa dinâmica capitalista, a exploração do trabalho, a expropriação da riqueza, serão mantidos o acúmulo privado de lucro e o controle das relações políticas. Seja qual forma a tecnologia dê a esses elementos, a máxima capitalista de implemento de maiores taxas de lucro continuarão em marcha e como pauta da ordem burguesa. Inclusive com a busca desenfreada de uma nova expressão política para o sistema capitalista.

Nessa batalha, cabe a reflexão sobre o papel do sindicato, dos rumos do sindicalismo. E qual seja ele deverá permanecer fiel às suas origens, como ser fiel aos interesses do trabalhador e suas funções, cuidar do relacionamento entre as categorias, agir consoante a um projeto de sociedade e não tergiversar na questão dos direitos, aos quais deve se dedicar a resguardar e fazer avançar a luta no contexto da brutal concentração de riquezas. Como sindicato, encontramos um quadro mundial penoso para nossas ações onde impera um movimento de contração de desenvolvimento, do progresso, ou seja, de crise sistêmica de tendência da queda da taxa de lucro e paralisação e circulação do capital. África, América Latina e Oriente Médio são palcos de políticas internacionais de exploração de recursos naturais e de superexploração da força de trabalho, que redesenha um grande mapa de guerras locais. Ao mesmo tempo que se busca a garantia dos bens naturais para uma pequena parcela da humanidade, desenvolve-se uma poderosa máquina bélica. Conflitos e retaliações econômicas e diplomáticas estão em jogo, "economias frágeis" sucumbem e param de crescer. E cresce por toda parte o investimento e uso de forças armadas como responsáveis pelo controle de conflitos internos.

A subserviência e a ingerência nas dinâmicas internas de países subdesenvolvidos (antigo Terceiro Mundo) estão mais afirmativas. Todo e qualquer governo simpatizante à causa nacionalista, trabalhista, socialista ou comunista deve ser alijado do poder.

Deu-se início ao retrocesso político; aquilo que se vislumbrava como progresso evolutivo positivo descamba para a barbárie: aos pobres a miséria e a exploração, a incerteza do viver. Manchetes absurdas circulam e mostram o estrangulamento dos serviços e das políticas públicas. Percebemos que o ataque massivo sobre a classe trabalhadora possui o viés de fomentar o aumento das taxas de lucro, com visível prejuízo para as classes trabalhadoras, com redução da massa salarial e retirada das conquistas alcançadas nos últimos trinta anos. Não podemos esquecer a aprovação da "PEC da Morte", cujas consequências começam a emergir – precarização das relações de trabalho, baixo investimento em saúde, segurança e Educação pública, e, sobretudo, desemprego. O sindicalismo é responsabilizado para além de suas mazelas. Nesse contexto, o movimento sindical é chamado a atuar e, além de atuar, deve abandonar sua formatação "fabril", reinventar-se. Afora essas demandas, o sindicalismo deve fugir à vitimização.

4. Decifre-se, ou devoram-no![3]

Esta análise não se projeta e não se faz voz corrente na categoria por si só. É necessário que as questões fundamentais da ação sindical passem pelo crivo da categoria e se tornem obviedades, bem como as suas referências programáticas. E aqui se coloca a primeira questão: o que nos diz o mundo que nos rodeia? "Quem estuda [...] o mundo que cerca os homens, pode perceber que todos os objetos e fenômenos são ora materiais, ora ideais ou espirituais" (AFANASIEV, 1978, p. 8). Assim, a realidade concreta faz-se entre o material e a atividade psíquica (a consciência).

Norbert Elias propõe-nos a seguinte solução para a questão do caráter desta ligação entre o pensamento e o ser, o espiritual e o material. Fugindo da analogia do que veio primeiro, o ovo ou a galinha, Elias (1993, p. 194) reflete sobre a oposição entre materialismo e idealismo definindo ordem social como:

3 *Jornal Apase*, São Paulo, p. 3, ago. 2015, Seção Política Sindical. (Adaptado).

> Esse tecido básico, resultante de muitos planos e ações isolados, pode dar origem a mudanças e modelos que nenhuma pessoa isolada pensou ou planejou ou criou. Dessa interdependência de pessoas surge uma ordem *sui generis*, uma ordem irresistível e mais forte do que a vontade e a razão das pessoas isoladas que a compõem. [...] Essa ordem nem é racional nem irracional.

Decorre então que o estado de coisas que nos acomete é uma construção histórica, racionalizável. Uma história dos homens, por meio de um processo civilizador, a caminho da universalização da cultura, da emancipação humana, do libertar-se dos grilhões da exploração. Esse processo não é tranquilo e pacífico, e não precisamos ir além dos livros didáticos dos anos 1970 para entendermos que a história oficial é a da conquista, da subjugação de diferentes sociedades, da corrupção, da imposição da exploração dos povos originários e de seus recursos naturais em benefício dos conquistadores; bem como da luta de resistência e ataque às estruturas de exploração. Impõe-se que deva ser superado. A relação economia e Estado faz-se evidente na consolidação da sociedade capitalista imperialista. Entendamos:

> capitalismo é o sistema econômico no qual os meios de produção são privados, voltados ao lucro e onde investimentos, distribuição, rendimento, produção e preços de bens e serviços são predominantemente determinados por meio da operação do 'livre mercado' (JOSEPH, 2009, p. 6).

Nessa perspectiva, podemos ter a ilusão de que a presença mínima, ou seja, a figura de um Estado-governo "enxuto" o faça mais "fraco" em relação aos mecanismos de controle monetário e social.

Para os teóricos e práticos do neoliberalismo (BRASIL, 1995, p. 6),

> o Estado desviou-se de suas funções básicas para ampliar sua presença no setor produtivo, o que acarretou, além da gradual deterioração dos serviços públicos, a que se recorre, em particular, a parcela menos favorecida da população, o agravamento da crise fiscal e, por consequência, da inflação.

É justamente o oposto: Estados liberais são aparatos bélicos, jurídicos e policialescos. E, portanto, cabe perguntarmos: para qual propósito, se ao "livre mercado" caberia regular as relações entre os homens?

Assistimos, diuturnamente, a um ataque às conquistas da parcela dos menos favorecidos em nome dos impopulares ajustes fiscais, sem contrapartida nas populares medidas de salvação do setor produtivo e rentista da sociedade. O que dizer do que chamam de reforma política, já que se mantém o modelo plutocrata de democracia burguesa?

Necessidade de consumo cíclico, exuberância da escassez, prioridade em buscar maiores taxas de lucro, distorções de valores – são esses os princípios fundamentais da sociedade capitalista. E deles derivam as ações do Estado, ou seja, programas de governos – as ditas políticas públicas. Sob que ótica referendamos nossa práxis? Agimos, cegamente, dentro "do sistema monetário mundial que não passa de um jogo? Ou percebamos que precisamos de um novo sistema social, um que esteja em dia com nosso atual conhecimento, com metodologia moderna?" (JOSEPH, 2009, p. 40). Que seja capaz de desenvolver as forças produtivas, deixar de produzir mercadorias e prover suas necessidades gerais e de executar a emancipação da humanidade.

Na reprodução dos sistemas sociais, a ferramenta que, comumente, se julga necessária para instalar o que se deseja é o processo educacional. E, aqui, precisamos diferenciar o que se articula como sistemas educacionais formais (escolarizados) e os não "legalmente" institucionalizados.

A escolarização é, de fato, uma das grandes ferramentas doutrinais do processo civilizador, mas não a única. Todo o contexto "cultural" e, principalmente, o midiático (imprensa, audiovisual e redes sociais) vêm a somar-se à Educação formal. Acrescentando ao processo de alfabetização os valores do sistema social capitalista. Mais que a escola "é o ambiente que determina os valores". Valores são definidos por doutrinações, e "sob que condições inventou-se o homem aqueles juízos de valor, bom ou mau? *e que valor têm eles mesmos*" (NIETZSCHE, 1987, p. 21).

Retomemos nosso foco: que Educação, que modelo de escola, que sistema de Ensino julgamos apropriado? Que ações de políticas públicas são aceitáveis? A construção de um sistema educacional ou a panaceia dos programas de governos destinados a atender as variáveis mercadológicas de parcelas seletas da sociedade em busca de mais um filão lucrativo? Buscamos a construção de um sistema educacional que propicie a realização do que desejamos? Mas o que desejamos? É este um desejo factível ou a "cenoura a guiar o animal"? Se acreditamos que haja um processo civilizador em andamento, este se resume ao imperativo da emancipação da humanidade, do fim da luta e da guerra de classes, da instauração da fartura como princípio para a organização social.

Sobre sistemas de Ensino podemos refletir: temos ou não um sistema educacional? Na ausência da configuração do sistema, usufruímos apenas uma estrutura educacional? No que normatiza a organização política e social no Brasil, a Constituição Federal de 1988 é taxativa quanto à responsabilidade da sociedade, por meio do Estado, pela Educação, que se viabilizará pela organização, em regime de colaboração, dos sistemas de Ensino: federal, estadual, municipal e privado. Sob a égide da legalidade, do édito das leis, temos um sistema formal de Educação, que aponta responsabilidades funcionais, com princípios, diretrizes e metas.

Por outro lado, já que a "vida não é uma via de mão única", percebemos que esse "sistema legal" não existe, pois sob a égide de princípios tratados anteriormente do sistema capitalista, as instâncias são estanques: não há um propósito universal, um objetivo, uma identidade funcional desvinculados das mãos do "livre mercado", que regule o que se propõe como sistema educacional. O nome fantasia "livre mercado" é registrado como 'Incremento da Taxa de Lucro'!

5. Crises e mais crises

Qual é o princípio das crises na sociedade capitalista? O pensamento clássico econômico entende que a sociedade humana tende a caminhar para o estado estacionário, o movimento econômico caminha para uma ordem estática; o que está posto como modo de produção, meios de produção, relações de propriedade dos meios de produção e meios sociais de produção é o que podemos conseguir como civilização. Já o pensamento crítico econômico entende que o capitalismo terá como fim um colapso violento, um retorno à barbárie, caso não seja superado.

Enquanto o primeiro professa a crença de que determinadas políticas econômicas postergam o estado estacionário, o marxismo clássico sustenta que nenhuma ação humana poderia alterar os destinos do sistema capitalista, que tende sempre para a acumulação infinita das riquezas, logo necessária a sua superação. Esse tema obviamente não se esgota nestas frágeis frases, e pode ser retomado pelo leitor em diversos trabalhos sobre o pensamento econômico.

Outro conceito que cai muito bem no preceito anterior do pensamento clássico é o da economia moral, assim definido:

Segundo informações retiradas da Wikipedia (2020),

> A economia moral foi inspirada em uma certa ética de subsistência, na busca do bem-estar coletivo e não em benefício pessoal. Embora não sem desigualdades e da pobreza, a prioridade que articulava essas sociedades tradicionais [...] não era a acumulação material, mas a reprodução e manutenção do sistema social, que deve garantir [...] as necessidades de todos os membros da comunidade.

Fazendo uso do conceito de economia moral poderíamos "engolir" facilmente a ideia de preço justo, ordenamento dado pelo mercado, lei da oferta e da procura. Mas basta verificar o comportamento de preços finais, lucros, rendimentos, tributações, políticas cambiais, que veremos esse castelo de cartas desmoronar. Mas vem a desculpa para as regras não se realizarem: são as crises, são determinados programas de governo, é o Estado em seu gigantismo, é o populismo, é o trabalhismo, são as tragédias inevitáveis! Isso misturado, teríamos: desemprego, baixos salários, serviço público de baixa qualidade, sociedade violenta, pacto entre crime organizado e setores de governos, ausência de atividade cultural, e altíssima concentração de renda. E a mãe de todas essas coisas? A corrupção! Ah, se não fossemos egoístas, malévolos e propensos ao pecado. Ah, se nossos governantes fossem honestos! Não estaríamos em crise, a sociedade seria o mais próximo possível do paraíso!

A propensão estacionária do sistema capitalista não está no que fazemos dele, mas nas intencionalidades de seus condutores: acumular! No momento em que entram em ação governos de cunho popular, em busca do bem-estar social, a riqueza começa a sofrer de baixos índices de acumulação, taxas de lucro encolhem. É pobre indo além da rabutaia! É hora das malas pretas, dos caixas dois, e garantir que o jogo não fique empatado. É hora do Estado mínimo, para o trabalhador, é claro!

O conceito de economia nem sempre tem o mesmo significado para todos os segmentos sociais, tampouco se fez igual em toda a história humana. Temos uma variedade de organicidade econômica que vai desde a simples estrutura doméstica até a complexidade do financismo rentista. E hoje podemos perceber as complexas relações do centro do poder com a estrutura econômica. Vemos quanto nosso cotidiano está refletindo os regulamentos dessa economia atual, a complexa finança rentista – *A era do capital improdutivo* (DOWBOR, 2017). Neste, deixa-se de investir para se aplicar! No primeiro teríamos crescimento, progresso, com taxas de lucros superiores aos juros sobre o capital e uma possível distribuição de renda, e no segundo os juros sobrepõem os lucros de qualquer empresa. Ficou tão perversa essa relação que temos hoje uma obrigação para com os aplicadores, de retorno aos acionistas, na casa dos 90% dos lucros! A empresa não cresce, só há o acúmulo de riquezas! Pesquisas e indicadores do Fundo Monetário Internacional (FMI), acima de qualquer suspeita então, apontam que a economia mundial está crescendo menos, está em franco retrocesso. Do conjunto de países, as exceções são a Índia, o Brasil, a África Subsaariana, a Nigéria e a África do Sul.[4]

Temos então um comportamento, no mínimo repugnante, de que a produção está em queda, retrai-se o comércio, o consumo, a coleta de impostos, a prestação de serviços, a oferta de postos de trabalho e, em contrapartida, concentra-se a riqueza gerada na ciranda financeira da globalização, e pelo endividamento público.

Infere-se que a riqueza real do mundo é de 73 trilhões de dólares, mas o correspondente ao circulante (dinheiro sem lastro) é dez vezes maior!

---

4 Cf. INTERNATIONAL MONETARY FUND. World Economic Outlook Databases, out. 2019.

Lucro a partir de aplicações, ou seja, rendimento sem produção, sem organizar a planta produtiva! "Rendimento" sem base produtiva.

Isto não nos parece estranho. Será que podemos fazer analogia com escola sem estrutura e busca desenfreada por melhores resultados? Será que é possível fazer entregas sem investimento? Com o capital parece que sim, mas no miúdo do cotidiano, será possível? A chave mantém-se virada para a administração do feroz índice de desemprego – transforma-se todo desempregado em empreendedor de si mesmo, de sua carência.

Capital improdutivo, Educação improdutiva. Cremos que o exemplo mais óbvio dessa relação umbilical do capital com as relações de nosso cotidiano pode ser observado no dito mundo virtual: indivíduos possuem milhões de "amigos" sem que não se estabeleça nenhuma relação de fato – amizade improdutiva. Portanto, as relações que agora se mantêm não realizam a essência do conceito, mas estão voltadas para um único propósito, obedecendo à máxima da lógica da obtenção do lucro sem restar na garantia da realização do princípio básico da humanidade de se produzir e reproduzir-se. Como diria o "velho", a economia, em última instância, determina as relações sociais. Tem-se capital improdutivo, logo, as estruturas da cadeia produtiva ficam prejudicadas, e aquilo que sobrevém passa a funcionar sob os mesmos ditames da lógica da obtenção do lucro pelo rentismo, tornando a improdutividade natural. E outra, se a empregabilidade e os empregos estão em crise, aumento da taxa de desemprego, queda na oferta de postos de trabalho, como insistir nessa diretiva de educar para o mundo (mercado) do trabalho?

Sob a luz dos últimos acontecimentos de denúncias de corrupção, nos três entes da Federação – apesar de a imprensa massacrar o poder central e esconder a esculhambação local com o dinheiro público – não se pode perder de vista a ação de lobistas, ou de uma nova categoria alcunhada de "corruptistas", no dizer de Santayana (2014), que sangram o erário público, que atacam direitos adquiridos, que fomentam crises por meio da realização de lucros via sistema financeiro.

Há um caldo que estão para adicionar em nossa sociedade que é mil vezes pior que os escândalos de corrupção: o Rio de Janeiro virou uma

Colômbia de alguns anos atrás, se já não era; e o Brasil caminha para uma mexicanização total; uma sociedade que sobrevive cotidianamente sob a tutela de pactos com o crime organizado, retalhada entre facções que possuem seus próprios sistemas de troca e de justiça. O que nos aponta para isto é o estudo das biografias políticas, das veredas trilhadas pelos nossos "líderes" e pelo caráter e natureza de nossas instituições. A América Latina possui 41 entre as cinquenta cidades mais violentas do mundo. O sistema prisional carioca tem índice próximo ao do México ao possuir uma população carcerária majoritariamente condenada por crimes do narcotráfico.

Com esse lodaçal em andamento, os líderes garantiram a mudança nas regras dos investimentos do Estado para as políticas públicas com ajuste fiscal, reformas na Educação, na saúde, precarização e intermitência no mercado de trabalho, reforma trabalhista com retirada de direitos, reforma da previdência, fiscal e administrativa. Não investem na valorização do salário mínimo e do funcionário público. Alteram de maneira seletiva as regras de aposentadoria e pensões para todos os regimes. Nos regimes próprios estão elevando as alíquotas de contribuição, enquanto diminuem a contribuição patronal, quando muito não as extinguem; surgem sistemas privados de previdência na rede bancária, mexeram na alma de nosso sistema previdenciário, que era de caráter distributivo (promovia distribuição de renda, coletando contribuições de todas as partes envolvidas, empregado, patrão e Estado), e o transferiram para o sistema de capitalização. Ou seja, só o trabalhador arcará com os proventos para sua aposentadoria.

Argumentam que fazem uma "limpeza higiênica na carne" para melhorar seu prato, mas aquilo que dizem ser a rabutaia é na verdade o que dá sentido ao esforço do trabalho, à economia da família, o que foi fruto da luta dos trabalhadores – direitos. Se continuar nessa toada, no final, o que sobrará é "sopa de osso"!

Comete-se o erro de acusar algum "sujeito", um indivíduo que em sua ação seja responsável pelos fatos e coisas que nos acometem. Tampouco inocentando os bons ladrões, sujeitos de "boa índole", "cidadãos de bem", os que roubam, mas fazem, tem sentido. É necessária a percepção das ações como sistêmicas, de que não se trata de pessoas que, agindo a seu bel-prazer, se coloquem diante das normas como boas ou más. Pois, para elas, a crença no sistema faz de suas ações um ato normal e corriqueiro, uma pura rotina de trabalho. O melhor exemplo é o de que um pai de família, religioso, e, portanto, entendido como provido de senso moral, seja capaz de coordenar ações de execução em massa; fato identificado na Alemanha nazista, mas também encontrado nos conflitos bélicos recentes instrumentalizados com aparatos tecnológicos.

As ações sistêmicas não se explicam pelos sujeitos lotados em determinados *locus* temporais, elas se espraiam pelo tempo, avançam e recuam fronteiras, e, principalmente, seguem por longo período histórico regras internas de funcionamento. Agimos nelas e somos limitados no agir histórico por elas. Mas as ações sistêmicas, se não atendem ao caráter aparente da moralidade advinda de crenças, ideológicas ou religiosas, estariam então a serviço do quê?

As forças produtivas postas em funcionamento pela ascensão da burguesia tiveram o mesmo efeito do que o da abertura da "Caixa de Pandora". Se acompanharmos qualquer grande grupo de mídia durante uma semana poderemos inferir das manchetes, ou da ausência delas, para onde caminha a sociedade. Vejamos, há uma guerra comercial mundo afora. As grandes potências impõem sanções, ameaçam alhures, realizam bloqueios comerciais, montam blocos comerciais, executam tratados exclusivos, tornam-se protecionistas quanto a sua capacidade produtiva e comercial, e se armam.

Na guerra comercial, são imprescindíveis a manutenção e a equipagem de uma nação, seu discurso não é nada se não conseguir impor suas fronteiras e as defender. Riquezas naturais, como hidrocarbonetos e água, parques industriais, e, acima de tudo, ser capaz de impor seus produtos em atividades comerciais de larga escala. O sistema atual não o é sem mercado! Nesse sentido, sempre haverá na sociedade capitalista, nos moldes que até aqui têm se configurado, a necessidade da militarização; todas as nações que estão no ápice do bem-estar da civilização possuem também as maiores e mais bem equipadas forças armadas. Não seria isto um contrassenso? O movimento internacional de fronteiras, globalização, advinda do colonialismo como instrumento do imperialismo, que provoca disputas de interesses e fomento de conflitos internos, também alimenta para além de suas fronteiras o Estado belicista local, o Estado policialesco militarizado. As forças policiais em nações que sofrem forte interferência comercial dos centros do sistema não estão organizadas para a segurança do cidadão, mas para o gerenciamento da violência. Este, no fundo, no fundo, serve apenas como mote da conversa de se investir na especialização do corpo policial que será posto em funcionamento contra movimentos sociais de sublevação.

A criação de leis de criminalização de atitudes corriqueiras em uma democracia leva a conversa para o patamar do controle das forças sociais antagônicas, aquelas cuja conciliação é impossível historicamente. Não é o sujeito policial que determina o fazer de sua corporação. Na mídia, o enfoque é sempre o disparate da violência, da disseminação do medo, que por sua vez reforçará nos incautos a necessidade do investimento em aparatos policiais, em tropas especiais. O discurso massivo apenas em um viés econômico único deixa o senso comum sem saída. E, para fechar o ciclo de debate, investem na formação do freguês, ora pela religiosidade, ora pelo viés da cultura de massa, ora pela Educação.

Retornando à questão posta no início do item, o que se convencionou chamar de crise é uma tendência intrínseca ao capitalismo, quando se observa queda nas taxas de lucro e do capital, em um contexto de embate entre o trabalho coletivo *versus* propriedade privada burguesa. Suas consequências negativas recaem sobre os empregos e salários dos trabalhadores, sobre as taxas de lucro dos capitalistas e sobre a unidade social, que sofre ruptura.

Nessa guerra que se instaura, ambas as partes agem em um contexto que permite o avanço sobre a hegemonia do outro. Aos patrões e os trabalhadores organizados, abrem-se várias possibilidades de, no enfrentamento classista, buscarem-se por novas formas de organização; aos patrões, possibilitam-se formas de ordem política que garanta sobrevida ao capitalismo; aos trabalhadores, viabilizam a superação do sistema capitalista em prol da emancipação humana.

6. Gestão e Educação improdutiva

A aberrante proposta do Projeto de Lei n. 7.180/2014, denominado "Escola Sem Partido", de autoria do deputado Erivelton Santana, do Partido Socialista Cristão (PSC) da Bahia, afirmando que os valores de ordem familiar têm precedência sobre a Educação escolar nos aspectos relacionados à Educação Moral, Sexual e Religiosa, a que estivemos expostos, e que nos posicionamos, claramente, contra sua implementação, surgiu com a proposta de que daria um jeito na aculturação imoral, princípio da corrupção (a que nos referimos em parágrafos anteriores), pela qual estaríamos passando, e que também seria responsável pela baixa qualidade do Ensino e da aprendizagem. Saindo do senso comum, logo se vê qual é o mote: controle ainda mais acirrado dos processos de reflexão sobre a vida, sobre o cotidiano. Seria a pá de cal em nosso suposto sistema educacional, que, sozinho, tem de arcar com toda a responsabilidade sobre a formação das crianças e dos jovens, que enfrenta na aplicação de seu orçamento uma brutal ação de desvios de seus recursos.

É óbvio que os trabalhadores da Educação são tratados à míngua propositalmente, valor de salário é decisão política e, como abordado anteriormente, não é o professor, o diretor ou o supervisor que farão a macrodiferença, seja positiva, seja negativamente, é endemia sistêmica! Todas as estruturas de suporte da cultura a cargo das instâncias institucionalizadas levam para o apaziguamento das forças sociais e o escamoteamento da usurpação do tempo, da força de vida, da alegria e de nosso ser.

Temos, atualmente, dois fracassos circulando em nossa órbita: um, o naufrágio da tentativa do petismo de realizar uma política de conciliação de classes; outro, a eleição para a Presidência da República, em 2018, de um títere, Jair Messias Bolsonaro, eleito mais por força do discurso antissistema do que pela proposta de agir sobre a corrupção pelo viés da moralidade! Discurso que, hoje já abandonado, dá lugar ao viés ideológico de sua pseudoformação.

Mas isto é, ainda que relevante, a aparência do jogo. Não é o que se imagina que está acontecendo e creio que, em nosso meio, já se tenha percebido qual é, ou quais são os objetivos sistêmicos: aproximação comercial aos Estados Unidos, mantendo nossa economia ligada ao comércio pela dolarização das economias nacionais. Assim, agronegócio e riquezas minerais garantiriam o progresso dos países centrais; manutenção do sistema financeiro rentista, em que todo poder é concedido aos bancos; quebra do poder de influência do Brasil na defesa da autodeterminação dos povos da América Latina, limitação do Mercado Comum do Sul (Mercosul); implosão do agrupamento econômico composto por cinco países: Brasil, Rússia, Índia, China e África do Sul (Brics), pelo viés interno, com a guinada do Brasil; destruição de nossa incipiente capacidade científica, sem nos determos quanto às questões de nosso bioma; acirramento dos processos de perda da classe trabalhadora por meio das ditas "reformas", principalmente da Previdência e Trabalhista! E, claro, a busca de consolidação de um novo regime político, que se vislumbra como Estado Policial.

E a pérola das reformas educacionais: Ensino a distância (EAD) na Educação Básica! A partir das premissas do art. 80 da Lei de Diretrizes e Bases da Educação NacionaI, no final de 2018, o Ministério da Educação (MEC) homologou as novas Diretrizes Curriculares Nacionais para o Ensino Médio (DCNs), cuja carga horária poderia ser oferecida pelo Ensino a Distância, podendo a carga horária, nessa modalidade, ficar assim distribuída: até 30% no noturno, 20% no diurno e 80% para a Educação de Jovens e Adultos (EJA). Isto sim tirará de vez a capacidade de aprendizagem pela interação sociocultural. Precisamos das lágrimas, dos sorrisos, do sofrimento e das alegrias alheias, precisamos compartilhar nossos sucessos, precisamos observar e vivenciar comportamentos e atitudes diferenciados, pois se assim não fizermos nada seremos. Irmos para o canto do ringue e nos isolarmos dará continuidade a uma formação ainda mais preconceituosa, em que, vivenciando uma mesma situação, nós nos julgaremos diferentes e superiores por possuirmos pequenas coisas que nos identificam com o opressor.

Podemos observar que aquilo que se pretende nominar como "entrega", sob um regime de controle de qualidade total, passa ao longe do que, de fato, deveria ser o processo de formação educacional: formar pessoas. E estas deveriam ser e estar integradas nas relações sociais, o que não acontece, pois o "produto" manufaturado entregue é apenas um indivíduo que nem sequer é responsável por seu destino, num sistema cujo princípio é o da exclusão das benesses resultantes do trabalho produtivo coletivo. Um sujeito despido de seus direitos, em uma sociedade sem "caminhos" a ofertar nada para além da meritocracia.

Assim como falamos de Educação improdutiva, temos a comunicação improdutiva, na qual um caminhão de informações nos chega e não se presta a nada. Possuir muita informação em determinada área não se materializa em conhecimento dos fatos; sem uma estrutura de aprendizagem adequada redundam em crenças e manipulações, mas nunca em uma aproximação da verdade. E isto já é jargão comum ao nosso tempo. Como diria Nelson Rodrigues, "é o óbvio ululante". Fala-se muito em Educação, propõem-se inúmeras fórmulas de gestão, mas a verdade é que estamos estabilizados, não estagnados, dentro das possibilidades que a estrutura física e orgânica do sistema permite realizar. Como acontece em nossa trajetória no magistério, e que se iguala a tantas outras, percebemos que as condições, a materialidade concreta das redes, permanecem precárias. E, pelo visto, permanecerão. E permanecerá eterna essa dicotomia entre forma e conteúdo em nosso suposto sistema educacional. Simulam querer algo, mas não se importam com sua materialidade.

A busca da finalidade última das coisas obscurece a percepção da causalidade. Separemos então o pedagógico do estrutural. O pedagógico, fim nobre da Educação, fica a bailar incessantemente a nossa frente, como a encobrir, a escamotear o que de fato importa: a concretude dos sistemas de Educação e Ensino. Como necessidade premente do desenvolvimento capitalista, o investimento massivo de recursos financeiros na Educação tenta superar nosso "atraso crônico na formação de cidadãos e trabalhadores". O dinamismo da economia capitalista impõe-nos o uso constante de novas tecnologias, as quais se agrega um sujeito de conhecimento, mesmo desprovido de recursos econômicos. Nesse contexto, a escola pública, a Educação ofertada por meio dela, requer um inusitado esforço de superação do atraso e de equivalência aos padrões internacionais, como se fosse possível. Longe de se organizarem, de fato, as condições necessárias à Educação, implementa-se um discurso de responsabilização, fazendo do cotidiano educacional um desafio, senão um pesadelo; o que, a princípio, deveria se colocar *a posteriori*, educar para enfrentar os desafios, se inverte. Assim, ressaltamos que o exercício do magistério é um enorme desafio, um "matar um leão por dia", uma busca constante de "vitórias", de boas ações de sucesso. Haja ansiedade! Um ambiente de competição extrema que explica o aumento das doenças profissionais no magistério.

Passamos pela discussão nacional, pela finalização e aprovação do Plano Nacional da Educação pela Lei n. 13.005/2014, da construção dos Planos Estaduais e Municipais. Um debate oficial, e não um diálogo com a sociedade, diga-se de passagem. E o que temos de perspectivas pela frente? Por acaso se discutiu a reorganização física da rede pública? Uma formatação de carreira de magistério tornando-a atrativa?

Vejamos em duas experiências o que poderia ser uma estrutura "exitosa" de sistemas educacionais: o sistema educacional implantado na União Soviética stalinista e o de Xangai, na China da atualidade.

No primeiro caso, usaremos a explanação do professor Dmitri Gitman (USP), que em uma exposição veiculada no YouTube[5] fala sobre as Ciências e a Educação stalinista. Destacamos que o aluno matriculado possuía todo um percurso de formação definido, do Ensino Básico ao Superior, sem exceção! Não trato aqui do perfil ideológico, mas da pretensão de se instaurar uma política educacional, com estruturas capazes de atender aos propósitos, às necessidades da então sociedade soviética.

O segundo caso foi exposto no documentário *Destino: Educação*, produzido pelo Canal Futura, que nos traz a experiência e as estruturas educacionais de vários países. No caso de Xangai,[6] destacamos o seguinte na construção do sistema: escolas têm de ser construídas para serem lugares aprazíveis, possuir espaço adequado e ser atrativas (simples questão de

5 Disponível em: https://www.youtube.com/watch?v=uVYSvzBqjoo.

6 Disponível em: www.youtube.com/watch?v=KsVHLPIid5s.

estética); professores com formação primorosa (o foco não é só no aluno, mas na formação docente), carreira com salários atrativos; disponibilização de instalações adequadas, os chamados laboratórios com equipamentos funcionando; e, por fim, bibliotecas.

Ambos os exemplos reportam Estados de grande magnitude territorial e demográfica, atendendo a um contingente imenso de crianças e jovens. Um exemplo está no passado, outro é atual e muito bem situado nos testes do Programa Internacional de Avaliação de Estudantes (Pisa). Mas, por aqui, as grandezas de nosso suposto sistema são postas como item negativo; "a rede é muito grande", e pelos tempos se lamentam. Se aos trabalhadores, nos locais de trabalho, não é dada a devida condição de trabalho, o que esperar das escolas a eles destinadas? Outro aspecto que podemos avocar como elemento que proporcionou a condição adequada para a estruturação dos sistemas é que ambos se mantiveram politicamente estáveis e, por ironia, não se subordinaram ao discurso das regras do mercado.

No Brasil, desde o Manifesto dos Pioneiros, de 1932, reclama-se a necessidade de um sistema nacional de Ensino, bem como Anísio Teixeira, por volta dos anos de 1940, reclamava um modelo de financiamento público da Educação, que corresponsabilizasse a União, os Estados e os municípios, a comprometer um percentual mínimo de sua receita a ser investido, obrigatoriamente, na Educação. Somente no final do século XX, veio a ser implantado o que Anísio pregava havia meio século, e atualmente, na segunda década do século XXI, inicia-se a implantação do Sistema Nacional de Educação, não sem a resistência dos representantes da "casa-grande", saudosos dos tempos em que a senzala não tinha voz e não se sentava à mesa ao lado.

Nos episódios da política eleitoral, sempre se levantam as vozes daqueles que querem nos fazer crer que o mundo se move aleatoriamente, ao sabor, quem sabe, da "mão invisível" do mercado. Aliás, alguns querem nos fazer crer que a política é dispensável, que é possível fazer o mundo se mover apenas com o apoio das "melhores cabeças", vendendo a ideia de que essas cabeças não têm os pés fincados em algum lugar, que não têm compromissos com uma determinada classe social. Ledo engano, pois, para além da necessidade, o que move ou emperra os sistemas de Ensino é a vontade política.

Nenhuma ação ou fato esgota-se em si, pois nada existe "por si". O fato que, literalmente, coloca em xeque toda a concepção de política educacional executada há décadas no Estado de São Paulo, é a questão da reorganização das escolas iniciada sob a liderança de Rose Neubauer, então secretária de Educação do governo de Mário Covas (1995-2001). Essa requentada metodologia de gestão da rede pública já foi utilizada nos anos 1990, quando da fragmentação da rede estadual de Ensino (agrupamento de alunos), via municipalização, inspirada em uma racionalidade gerencial expressa em uma equação de custo-benefício, economicista e tecnocrática.

De fato, há uma oportunidade demográfica; menos alunos não significaria, necessariamente, menos escolas, mas sim reaproveitamento dos espaços educacionais, com laboratórios de Ciências, auditórios, salas de artes plásticas e música; resgatar a experiência das salas-ambiente, inconclusa pela falta de espaço físico nas escolas. A Educação Inclusiva é um capítulo à parte nessa trágica história, que só se concretiza pela luta dos sensibilizados.

A experiência democrática e a emergência dos direitos sociais, no século XX, já demonstraram que a sociedade precisa de Política (bem comum), não de tecnocracia autoritária, escorada em tênues argumentos de cientificidade duvidosa, cujas experiências são elaboradas em "laboratórios" e consultorias privadas, regadas a dólar, usurpado dos bolsos do contribuinte. Desnuda-se o discurso "neoliberal" do Estado mínimo para atender ao interesse público, mas que se esforça ao máximo para atender aos interesses privados. Tais falácias foram, infelizmente, absorvidas acriticamente por muitos especialistas da Educação, quando não por lideranças sindicais do magistério. Em suma, ação descabida, pois, repetindo a receita autoritária, sua execução foi tramada a "sete chaves".

Os planos educacionais (nacional, estaduais e municipais), discutidos em fóruns, com a representação da sociedade civil, foram deixados à deriva, depois de midiaticamente esvaziados e pisoteados pelas intervenções, nas câmaras legislativas, por grupos conservadores preocupados com as questões de gênero. Ficaram à deriva temáticas relativas a financiamento, carreira e qualidade de Ensino a ser oferecida pela escola pública, laica e estatal. E o séquito de adjuntos e assessores presenteia então, pela enésima vez, com uma brilhante solução para alavancar a qualidade de Educação Pública paulista: a reorganização das escolas.

Várias questões políticas e sociais estavam implícitas; a primeira, obviamente, é o que está posto no ordenamento legal: escolas segmentadas por modalidade permitem a municipalização da Educação Fundamental. A segunda procurava dar conta dos cerca de milhares de alunos que vagam pelas listas-piloto e que ora frequentam, ora não. Tomada uma escola com mil alunos matriculados, fechar ou, eufemisticamente, disponibilizar aproximadamente noventa escolas, daria conta do gasto *per capita*, e ainda proporcionaria menos contratos de docentes, ficando de fora o combate à evasão endêmica do sistema educacional.

A terceira é que, se compararmos as ações de implementação da prática empresarial na gestão da coisa pública, percebemos o isolamento das unidades escolares, implicando responsabilização direta, explícita, do diretor, de seu apoio técnico (supervisão de Ensino e núcleo pedagógico) e do corpo docente quanto aos resultados e metas. Nisso, tanto o governo estadual quanto o federal trabalham juntos (basta verificar proposta planejada e não concluída oficialmente do programa "Duas Iniciativas para Mudar a Educação no Brasil", formulado na Secretaria de Assuntos Estratégicos da Presidência da República, de junho de 2009, no governo Dilma Rousseff). Todos têm como referência a reforma educacional de Nova York, nos Estados Unidos, o que é conveniente para que o governo estadual gaste bilhões a menos na Educação estadual.

A quarta dimensão é aquela que está no contexto das discussões internas do Sindicato Apase sobre Estado, Sociedade e Educação. Vejamos os fatos: os senhores dirigentes são conduzidos pelas coordenadorias e assessores no processo de reorganização, bem como nas comissões que os atenderam, nas devolutivas oriundas das Diretorias de Ensino (DEs). Aqui temos o DNA da administração governamental do Estado de São Paulo.

Primeiro, o discurso oficializado orienta uma ampla e abrangente discussão das propostas de reorganização, que deveriam implicar o envolvimento de vários setores da sociedade civil. Essa diretiva foi assumida com as entidades do magistério em reunião com o Secretário da Pasta da Educação.

Segundo que, nas orientações ao baixo clero, "por baixo dos panos", a conversa foi outra: tudo tratado como foi urdido pela tecnocracia: nada de discussão com a comunidade escolar. E os desdobramentos foram: comunidades e atores sociais indignados e ocupando suas escolas. Para piorar, na "Capitania de São Paulo", a reação trata a questão como caso de polícia! E com o seguinte argumento: as escolas são patrimônio do Estado e deveriam ocorrer ações de reintegração de posse, desocupação com uso "moderado" de força física [*sic*].

Ora, desnuda-se o perfil de nossos administradores públicos, escancara-se a visão e organicidade do aparelho estatal: um governo, eleito por sufrágio universal, se acha dono do patrimônio público (Estado), usurpa e inverte a escala de valores. Patrimônio sob a guarda de um governo, sujeito político que age. As comunidades (povo organizado, portanto o verdadeiro Soberano) retomam de um governo passageiro, não vitalício, aquilo pelo que este deveria apenas zelar. É a atual visão de administração governamental, por meio de suas pastas, que está quebrando esse vínculo entre sociedade, Estado e governo, ao tentar induzir que seria o Leviatã, ou seja, o próprio Estado.

A gestão democrática do Ensino público não está limitada ao intramuros escolar, é princípio para o Sistema Educacional, emanado de princípio constitucional, para a rede pública. A manutenção das práticas autoritárias, moduladas pelo discurso de seus condutores, revela-se na implementação de um pensamento gerencialista, empresarial, cujas assessorias, de tempos em tempos, ressuscitam "ideias brilhantes". Repletas de "velhas novidades". Déspotas esclarecidos, travestidos de iluministas, criticam o pensamento social do século XIX, quando não absorveram, nem ao menos, os princípios liberais das Revoluções Burguesas; logo, são incapazes de respirar e transpirar os próprios ideais.[7]

7 Contribuição de Edson Machado, supervisor de Ensino, no artigo "Leviatã, queijo e goiabada". *In*: *Jornal Apase*, São Paulo, n. 265, p. 3, dez. 2015.

Sobre o Plano de Carreira, algo que não podemos perder de vista, estamos mais uma vez sob a imprevisibilidade programada. Nós nos cobrimos com uma "colcha de retalhos", com um Estatuto do Magistério desfigurado, direitos suprimidos, com diretrizes funcionais em consonância com a Secretaria de Gestão do Estado de São Paulo, com regimes de contratação ao gosto da flexibilização da legislação trabalhista e da precarização das relações de trabalho. Os contratados vivem ao sabor de quarentenas e excluídos de qualquer tipo de Programa da Rede, excludentes em sua concepção político-administrativa e educacional. No atual contexto das famigeradas "reformas" estruturais, o fantasma da reforma administrativa nos ronda. A despeito das sucessivas eleições de candidatos de um bloco político guiado pelo PSDB no Estado de São Paulo, vivemos sempre a incerteza do grau de implementação do receituário neoliberal. E aqui fazemos uma boa distinção: neoliberal é aquele que, a despeito do que prega, vive à custa das benesses do erário público, não é nada sem o apadrinhamento do Estado.

Em decorrência do paradoxal aprofundamento do receituário neoliberal, apesar de ele ter nos metido em mais medidas de um receituário de uma cíclica crise do capital, todas as demais categorias continuam a sofrer o descaso com os serviços básicos, aliás, o tecido social se degenera e o crime organizado avança. Sem respostas do governo estadual ao Transporte, à Educação e à Saúde, os avanços conquistados em mais de meio século de lutas 'escorrem por entre os dedos', como a realizar o édito: tudo o que é sólido se desfaz no ar!

7. Democracia intestina[8]

A gestão democrática do sistema de Ensino não está limitada aos intramuros escolares, é princípio para a Educação e seus sistemas reafirmamos: é princípio constitucional! A amplitude que damos ao conceito de comunidade escolar abarca todas as instituições sociais e culturais, obedecendo

8 *Jornal Apase*, São Paulo, n. 286, p. 3, set. 2017. Seção Política Sindical. (Adaptado).

obviamente aos princípios constitucionais que definem o Estado e, por conseguinte, seus entes no Brasil, Estados e municípios.

A manutenção de práticas autoritárias, de viés ideológico, corporativo e inconsciente, a revés do discurso democrático, revela-se na manutenção vitalícia de agentes públicos e privados no ordenamento e gerenciamento do sistema, e, diga-se, sempre ligados a membros da iniciativa privada do sistema educacional. Bem como na deliberada manutenção de uma política pública de Educação exclusivista – destina-se a crianças e ao adolescente –, alijando do sistema educacional um imenso contingente de cidadãos adultos, impedindo-os de adentrarem a patamares quantitativos e qualitativos de capital cultural, de massa crítica. Franz Kafka, em seu romance de ficção *O processo*, descreve muito bem essa situação na passagem do sermão do sacerdote, em que ele relata a seus fiéis a parábola da porta da Justiça – ela existe, está ali para você, mas um guardião não o deixa entrar. E, sobre a figura desse guardião, tecem-se as conjecturas de sua finalidade social.

Como se não bastasse, mantém-se uma estética escolar da Revolução Industrial Inglesa, com formatação militarizada e ordenada por regimentos disciplinadores, pautados no controle social e político da massa trabalhadora, especificamente dos pobres. Como falar em formação escolar democrática com um avanço sobre legislação, aqui e acolá, inspirados no ideário do Movimento Escola Sem Partido? O programa curricular de nossa rede pública, que é copiado pela maioria dos "sistemas" e pelo ensino privado, não pode ser taxado de "esquerdista", nossos docentes tampouco têm filiação partidária nesse perfil, há anos um pensamento conservador mantém uma agremiação política no comando do Estado e capital. O que se teme é que a população adentre os muros da escola e veja o caos que impera quanto a manutenção, recursos humanos, estruturas e espaços pedagógicos, e a partir daí estabeleça as devidas conexões com a sua condição de classe trabalhadora. Só quem frequenta a escola percebe o resultado da carência no processo de ensino aprendizagem.

O mito de que a iniciativa privada alcança excelência não resiste à mais simples sujeição ao pensamento crítico. Mas, acostumados que somos ao discurso de que a Ciência, o conhecimento, são desprezíveis, nefastos e malignos, apostamos nos "corações e mentes sangrando de espiritualidades" e achamos que nosso mal é o Estado. Em nosso caso, somos uma República Federativa, composta por Estados e municípios, com poderes tripartites, que por princípio são independentes. Pelos últimos fatos – financiamento de campanhas e benesses aos membros do Judiciário, são duas centenas de famílias no Brasil, por meio de suas empresas e doações particulares, que escolhem, optam e garantem a eleição e manutenção dos "agentes públicos de alto escalão" em postos-chave da estrutura de poder do Estado brasileiro. Não seria então um disparate, um despropósito, para ficarmos na raia da sociabilidade, que o empresariado venha a ficar reclamando de elefantíase que contamina Estado e governos?

Não há sociedade capitalista sem Estado. O Estado nacional foi a primeira grande instituição que garantiu à burguesia, já de posse da economia, a consolidação das regras do mercado, e de sua hegemonia como classe social, e que seus valores (capital cultural) fossem os da ordem do dia. Sociedade sem Estado ou é anarquismo, ou é comunismo, ou é barbárie! O arcaísmo de nossas instituições é propositalmente mantido impedindo o avanço do processo civilizador para nós!

É premente a necessidade da ampliação do capital cultural e da massa crítica da sociedade brasileira. O Estado tem a obrigação de gerenciar isso, garantindo a todos, e não somente a parcelas da sociedade, a Educação Básica, não somente dos aspectos macros da economia.[9] Uma política educacional estatal é mais do que necessária para proporcionar escolaridade básica (regular e técnica) plena para a sociedade brasileira, e não o mínimo. Como uma sociedade iletrada pode educar a si mesma? Por que alijar faixas etárias e espectros de grande amplitude – jovens, adultos e idosos? São seres humanos diferentes? Não lhes é necessária a sabedoria de nossa civilização, que já não se aconchega ao entorno do fogo para contar histórias? Enquanto

9 Informações quantitativas no *link*: https://oglobo.globo.com/economia/pnad-2015-mais-da-metade-da-populacao-so-tem-ensino-fundamental-20533885.

políticas públicas e programas governamentais forem geridos entre quatro paredes de gabinetes suspeitos, caminharemos entre trancos e cassetetes.

Modernizar as estruturas das instituições criadas no "tempo do império brasileiro" é premente, e o mínimo a se buscar. Sistemas escolar e policial, por exemplo, guiam-se por regimentos inspirados no bonapartismo. O que impede a implantação de reformas no Sistema Federativo, em que o governo central tem o controle das ações dos municípios mantendo-os reféns? Reformas no Sistema Tributário, Judiciário? O escopo do discurso contrarrevolucionário fala do fim das ideologias, denigre as utopias com o intuito de esconder que todo o alto escalão da República é totalmente ideologizado e aparelhado! É o sapo que, coaxando sobre a moralidade alheia, não percebe o pântano que habita. Lembremos que o fim último de qualquer processo democrático é realizar o princípio que o fundou: a autogestão!

Em relação ao financiamento de pessoal, o governo põe-nos um impasse: como propor e discutir uma política salarial, que contemple reposição e aumento real, em uma conjuntura de crise econômica. A nós, é posta a questão: como manter nosso padrão de vida e fazê-lo avançar, já que nossas necessidades atuais e vindouras (aposentadoria) não estão garantidas.

Nos dados fornecidos pelo governo paulista, sobre sua condição econômica, e pela análise do Departamento Intersindical de Estatística e Estudos Socioeconômicos (Dieese), não vemos divergências. São informações de uma mesma base de dados. A receita total prevista para 2016 foi de R$ 206,9 bilhões; desta, R$ 131,2 bilhões virão do Imposto sobre a Circulação de Mercadorias e Serviços (ICMS). Contrapondo crescimento da arrecadação de 2,0%, com a previsão de inflação entre 5,5% e 6,0% para o ano de 2016, temos uma queda real do ICMS e Receita de Tributos entre 3,0% e 4,0%. A Secretaria da Educação do Estado de São Paulo, em mais um ano seguido, teve o crescimento de seu orçamento abaixo da expectativa de inflação para o ano de 2016.

Teremos um corte conforme LOA (2016), de 8,9% nas despesas com os profissionais do magistério – de 11,5 bilhões em 2015 para 10,5 bilhões em

2016. A perspectiva de um futuro próximo: nada de crescimento da economia, nada de aumento ou reposição salarial, impondo menos gastos, que reflete na arrecadação, que implica em crescimento vegetativo da folha, que requer aumento compensador de tarifas de serviços e corte de servidores públicos. Leis, unindo governo federal e oposição, estão sendo cozinhadas como a sopa salvadora das dívidas dos Estados e municípios, mas que, para nós, não passa de um infame purgante que expelirá direitos trabalhistas do bolso patronal, privado e estatal. Que atenderá ao princípio da garantia do pagamento (extorsão) da dívida pública federalizada.

O famoso Estado "enxuto" privatizou suas fontes geradoras de *superavit* (rodovias pedagiadas, usinas geradoras e distribuidoras de energia elétrica, bancos e telefonia), ficando à mercê de arrecadação de impostos, taxas e tributos. E deu no que estamos vendo: economia sem crédito e funcionalismo pagando o pato (sem poder comê-lo!). Outro item da redução do tamanho do Estado: uma cruel ação de arrocho salarial, sobrecarga de serviços, e precarização das condições de trabalho. A título de ilustração: a SE, como instituição, ou de algum "esclarecido" com iniciativa própria, estimula que dirigentes regionais insinuem que um penduricalho de nossos rendimentos seja utilizado, como se de direito fosse, em benefício da administração (adicional de transporte). Quando achamos que chegamos ao último anel do inferno, percebemos que Lúcifer, e os seus, não param de escavar, novos subsolos são criados – e fez a *uberização*, que bate à nossa porta.

Aqui somos obrigados a reafirmar: não há saída para os trabalhadores nessa ordem econômica e social do capitalismo "bonzinho", humanizado! Privatizações a "preço de banana", renúncias fiscais, pleitos eleitorais com base em doações particulares – caixa dois, "sujeiras para debaixo do tapete", fazem a alegria patronal e rentista. Já do nosso lado: ajuste fiscal, bônus, gratificações, reenquadramentos negativos, congelamento de salários, culminando, para os supervisores de Ensino, em uma perda histórica para a inflação.

Em todo o período de administração sob a liderança do Partido da Social Democracia Brasileira (PSDB) no governo de São Paulo, perdemos para a inflação 1% ao ano, e pelo andar da carruagem, aos 35 anos de trabalho, teremos acumulado 35% de perdas salariais. Isto quer dizer que começa com 100%, aposenta-se com 75%, e isto sem "reforma da Previdência".

Nossas campanhas salariais estão sempre no contexto de uma crise sistêmica da ordem econômica e social capitalista. E como sempre uma brutal contradição é observada: concentração de riquezas e patrimônios, corporações batendo recordes de lucro, fechamento de postos de trabalho, ajuste fiscal para obtenção de *superavit* primário das contas públicas, eliminação de direitos trabalhistas, congelamento de salário para o funcionalismo público (os demais setores da economia conseguem a reposição da inflação), aumento de impostos, inflação "comendo" nosso patrimônio.

Quanto aos propósitos pedagógicos da pasta, deixo aos companheiros e companheiras supervisores de Ensino, diretores de escola e professores, em suas mais diversas áreas de atuação no magistério paulista, a análise e crítica da política de implementação de programas na Rede.

Que sob nossa humilde visão se apresenta como muitas bandeiras, sem organicidade e a sensação recorrente, de décadas sob o mesmo partido, de que "o cachorro está correndo atrás do próprio rabo".

Quanto aos aspectos estruturais, relembraríamos aquilo que cotidianamente foi construído ao longo de toda uma geração de trabalhadores da Educação: esfacelamento do Estatuto do Magistério por meio de dispositivos legais complementares. Iniciado com a LC n. 836/1997 e finalizado pela aprovação do PL n. 23/2014 (transformado em norma com a publicação da Lei Complementar n. 1.256/2015). Como diz Mario Sergio Cortella, não há crise de projeto, a crise é o próprio projeto educacional. Tais subterfúgios, em nome do interesse público, mais descaracterizaram o serviço e os trabalhadores do setor público. Está aí, a terceirização das atividades-fim, rondando a Administração Pública. A supressão de direitos e a garantia de *superavits* nos recursos públicos engordando a banca rentista. Adeus, isonomia! Poderíamos até pensar que essa suposta "gordura" poderia ser "aceitável" caso fosse direcionada aos serviços públicos. Perdem-se os anéis, engordam-se os dedos!

Entretanto, o que vemos e sentimos: crise e mais crise na gestão da coisa pública. Eis a obra, eis a política educacional, como já destacado anteriormente. Pergunta retórica: para onde foi o que foi negado ao magistério, aos alunos e à sociedade, por meio de arrocho salarial, corte de gastos públicos e retirada de insumos escolares? Que tal começarmos a nos interessar por publicações de balanços financeiros, licitações e desonerações fiscais? Poderíamos começar com a análise e a avaliação das empresas que prestam serviços privatizados ao poder público.

Em todo esse ciclo de crises, as perspectivas proclamadas são: que haja crescimento da economia, oferta de trabalho e lucratividade para as empresas! Observe-se o binômio trabalho e lucratividade. Adivinhou quem fica com o trabalho e quem ficará com a lucratividade? Lucro proporciona aumento de capital e este consequentemente aumento de riquezas. Por que não firmamos intencionalidade no binômio trabalho e distribuição de riquezas? Poderíamos iniciar com trabalho e distribuição de renda. Mas o nosso horizonte inicial é o dos reajustes tarifários, dos juros e redução de gastos públicos, que por sua vez implicam manutenção do poder aquisitivo do trabalhador, senão redução, menos funcionários, terceirizações, manutenção da baixa qualidade dos serviços... Ou seja, as mazelas do neoliberalismo!

Não há utopia possível ou "otimismo pedagógico" ingênuo que sustente a ideia de uma Educação, digamos, transformadora, que promova a sociedade a níveis de convivência e solidariedade social aceitáveis, sob tais premissas. O *cinismo* e a velhacaria dos apresentadores de telejornais e articulistas dos jornalões não pode ser o *ethos* moldando a ação governamental.

Recordando postulados de uma tese sobre a supervisão de Ensino, existe um débito (qual nosso projeto?) com a dimensão emancipatória, crítica, militante e instigadora da resistência político-pedagógica da Educação. Nesse momento, a Educação é mais chinfrim, mais alienante, mais mercantilizada – a serviço da incompetência e da inabilidade. É tudo, menos serviço público às maiorias, as quais são lançadas ao sabor *insosso* da Pedagogia neotecnicista, exacerbada pelo produtivismo das avaliações e ditada pela sofreguidão dos governantes em avançar alguns décimos nas metas e no *ranking* internacional.

8. De epitáfios a prólogos[10]

Podemos fazer de nossos lamentos elementos de novas reflexões. Basta que abordemos as questões sob novas perspectivas. Estamos vivenciando o período eleitoral para o triênio que se inicia em 2020, um tempo de gestão se passou, e nos pusemos a um novo rumo. E assim, aquilo que poderíamos entender como epitáfio, pode ser encarado como um prólogo. Isso mesmo, prefácio! Parte inicial de um drama ou trama, representado por uma só personagem. Nós, ocupantes de um cargo público, de natureza permanente, que nos enxergamos como elementos extraídos e identificados com os trabalhadores, estamos em uma encruzilhada: escrevemos nosso epitáfio, ou encenamos o prólogo daquilo que se diz ser "o primeiro dia do resto de nossas vidas!"

Como sujeitos inseridos na trama da cidadania, temos nossas conquistas coletivas, direitos mais amplos ou específicos, colocados na berlinda, em nome de "ajustes necessários para salvação da economia!". E perdas de direitos não se restringem ao entendimento pelo viés das figuras de linguagem. Representam um terrível golpe e limitações na qualidade de vida dos trabalhadores, sejam estes de qualquer segmento ou categoria. Todo aquele que, como fruto de seu trabalho, recebe salário e deste possui benefícios, está com sua saúde física e mental sob risco, extensivo a seus dependentes.

Mas só o prólogo não basta, é preciso avançar no rumo de nos inserirmos na trama, por meio do coletivo representativo da categoria – do Sindicato Apase! E cabe a este exercer ação direta na defesa dos direitos da categoria, bem como se inserir e dialogar com as demais entidades envolvidas no conflito governo *versus* funcionários, patronato *versus* trabalhadores. Em última instância, trabalho *versus* capital!

O Sindicato Apase tem marcado presença em frentes específicas, e fez crescer sua importância no coletivo do serviço público.

---

10 *Jornal Apase*, São Paulo, n. 281, p. 3, abr. 2017, Seção Política Sindical. (Adaptado).

Mas precisamos avançar mais, dizer que viemos assumir no diálogo e na ação que os direitos trabalhistas, embora diferenciados entre o público e o privado, referem-se a todos, são direitos de todos! O viés pessoal e moral não é horizonte sindical, mas sim as estruturas dos serviços públicos. Não nos interessa o discurso do mau profissional, do relapso, do pervertido, que só denigre nossa imagem entre os demais coletivos de trabalhadores. A divulgação de nossas "mazelas" e não as "deles" é campanha orquestrada de manutenção da instabilidade social. Destaco que não são o "policial", o "enfermeiro", o "atendente", o "diretor de escola", e assim por adiante, nosso foco, mas a natureza do serviço, da ocupação e suas condições de trabalho; não é o que nos atrapalha amiúde em nosso cotidiano, mas o que nos enreda de forma premeditada a nos prejudicar, a nos limitar como cidadãos, e por fim como pessoas.

Aonde queremos chegar com essa reflexão? Que epitáfios são lamentos individuais, prólogos são introduções individuais no drama coletivo! Que isolados ou mal acompanhados, nosso fazer político, ou apolítico, como queiram, não passa de lamentação. Precisamos quebrar a barreira, ou quem sabe abandonar a festa que se encena sob a lápide, do preconceito elitista que nos leva ao comportamento de "seres angelicais": vivemos com eles, mas não somos eles; vivemos para o bem deles e não com eles!

Não há como lidar com o coletivo sem conflitar com o que ele contém, pois não há exercício da cidadania sem vida política, seja qual for o entendimento que se tenha dela, assim como não existe ação política isolada.

O contexto atual nos provoca a ultrapassar o viés do conservadorismo da economia liberal e moral, onde tudo depende de sujeitos eficazes e virtuosos, para em uma perspectiva de reflexão coletiva nos inserir no conjunto de ações que agora estão postas para a defesa de nossos direitos e dos demais trabalhadores. E entendemos que direito é aquilo que é justo, é aquilo que nos cabe como sujeitos de ação na produção de bens, serviços e riquezas – é usufruir aquilo que é produzido, é ter o que é necessário! Enxergamos que enfronhar nesse contexto é estabelecer, como regra básica de ação do coletivo, relações horizontais de diálogo com as demais categorias, para além do magistério e do serviço público. Mostrar nossa importância, de que o fazer do supervisor de sistema ultrapassa a função estigmatizada de "capitão do mato".

No contexto das mudanças de grande amplitude - como a previdenciária, a trabalhista, a fiscal e a administrativa - ou das miúdas - alterações de módulos funcionais, reorganização de escolas, reestruturação de diretorias, atribuições funcionais, de desvio de funções -, enxergar pelo viés individualista só nos insere na relação do que pode ser bom ou ruim, não surtindo efeitos positivos na defesa da cidadania, dos nossos direitos como funcionários públicos. Categoria de trabalhadores que abdicou de seguro desemprego e do Fundo de Garantia, mas assumindo responsabilidades que estão para além de acatar ordens, que preservam ordenamento social. Cidadania como desfrute de direitos civis e políticos, vivenciados em uma condição de bem-estar social e coletivo.

O que nos oferecem e do que tentam nos convencer é que a cidadania seja condição subjetiva de seres angelicais e para aqueles que se postam ao lado e a serviço da lucratividade. Cabe, portanto, à estrutura sindical Apase (diretoria e conselheiros), dialogar sem preconceito na base dos demais setores do serviço público. Buscar as formas organizativas já existentes para por meio delas estabelecer convívio e relações políticas, ações de mobilização. Nossa fragilidade está aí e exposta e enxergamos que esta é compartilhada pelas demais categorias do funcionalismo público.

9. Considerações finais

Os próximos anos prometem momentos críticos e difíceis para o serviço público estadual - reestruturação, reorganização, precarização, ataque aos direitos trabalhistas e previdenciários. E mais, nas políticas de gestão da Educação, anunciam-se revisão de módulos, supressão de postos de trabalho, mudanças de funções, açodamento de tarefas diárias, "novos" propósitos pedagógicos, transferência de responsabilidades de governo e Estado para os cidadãos e servidores públicos. E tudo em nome da ordem econômica! Não são os princípios do bem-estar social coletivo que se enxergam nas medidas palacianas. É contra a ação dos "bandeirantes", que chegam garroteando os serviços, expropriando nosso parco patrimônio, que a luta sindical dos servidores e demais segmentos da sociedade se dirige. Esta luta possui três dimensões: a corporativa, que garante o posto de trabalho, o cargo, as condições de trabalho e o ensino de qualidade; outra que se insere no aspecto da sobrevivência digna dos trabalhadores, de sua formação cidadã, do bem-estar coletivo; e a última, não menos importante, a que se volta para a formação de seu quadro de militância.

Referências

AFANASIEV, Viktor. G. *Fundamentos da filosofia.* Moscou: Progresso, 1978.

BRASIL. Câmara dos Deputados. *Projeto de Lei n. 7.180, de 2014.* Altera o art. 3º da Lei n. 9.394, de 20 de dezembro de 1996. Disponível em: https:www.camara.gov.br. Acesso em: 25 out. 2020.

BRASIL. Presidência da República. Câmara da Reforma do Estado. Ministério da Administração Federal e Reforma do Estado. *Plano Diretor da Reforma do Aparelho do Estado.* Brasília, DF: 1995. 86 p. Disponível em: http://www.biblioteca.presidencia.gov.br/publicacoes-oficiais/catalogo/fhc/plano-diretor-da-reforma-do-aparelho-do-estado-1995.pdf. Acesso em: 25 out. 2020.

BRASIL. Presidência da República. Casa Civil. Subchefia para Assuntos Jurídicos. *Lei n. 13.005, de 25 de junho de 2014.* Aprova o Plano Nacional de Educação - PNE - e dá outras providências. Brasília, DF, 2014. Disponível em: http://www.planalto.gov.br/ccivil-03/-ato2011-2014/2014/lei/l13005.htm. Acesso em: 25 out. 2020.

BRASIL. Presidência da República. Secretaria de Assuntos Estratégicos. *Duas iniciativas para mudar a Educação no Brasil:* 1 - Reconciliação da gestão local das escolas pelos Estados e Municípios com padrões nacionais de investimento e de qualidade. 2 - A nova escola média. Documento para discussão. Versão preliminar. Brasília, DF: 2009. Disponível em: http://www.robertounger.com/pt/wp-content/uploads/2017/01/educacao.pdf. Acesso em: 25 out. 2020.

DOWBOR, Ladislau. *A era do capital improdutivo:* por que oito famílias têm mais riqueza do que a metade da população do mundo? São Paulo: Autonomia Literária, 2017.

ELIAS, Norbert. *O processo civilizador*: uma história dos costumes. 2. ed. Rio de Janeiro: Zahar, 1993. 2 v.

GALL, Norman; GUEDES, Patrícia. *A reforma educacional de Nova York*: possibilidades para o Brasil. São Paulo: Fundação Itaú Social, 2009. (Excelência em Gestão Educacional).

GOVERNO DO ESTADO DE SÃO PAULO. Assembleia Legislativa do Estado de São Paulo. Lei n. 16.347, de 29 de dezembro de 2016. Orça a Receita e fixa a Despesa do Estado para o exercício de 2017. *Diário Oficial*, São Paulo, 7 jan. 2015. Disponível em: https://www.al.sp.gov.br/repositorio/legislacao/lei/2016/lei-16347-29.12.2016.html. Acesso em: 25 out. 2020.

GOVERNO DO ESTADO DE SÃO PAULO. Assembleia Legislativa do Estado de São Paulo. Lei Complementar n. 836, de 30 de dezembro de 1997 (Atualizada até a Lei Complementar n. 1.319, de 28 de março de 2018). Institui Plano de Carreira, Vencimentos e Salários para os integrantes do Quadro do Magistério da Secretaria da Educação e dá outras providências correlatas. *Diário Oficial*, São Paulo, 30 dez. 1997. Disponível em: https://www.al.sp.gov.br/repositorio/legislacao/lei.complementar/1997/lei.complementar-836-30.12.1997.html. Acesso em: 25 out. 2020.

GOVERNO DO ESTADO DE SÃO PAULO. Assembleia Legislativa do Estado de São Paulo. Lei Complementar n. 1.256, de 6 de janeiro de 2015. Dispõe sobre Estágio Probatório e institui Avaliação Periódica de Desempenho Individual para os ocupantes do cargo de Diretor de Escola e Gratificação de Gestão Educacional para os integrantes das classes de suporte pedagógico do Quadro do Magistério da Secretaria da Educação e dá providências correlatas. *Diário Oficial*, São Paulo, 7 jan. 2015. Disponível em: https://www.al.sp.gov.br/repositorio/legislacao/lei.complementar/2015/lei.complementar-1256-06.01.2015.html. Acesso em: 25 out. 2020.

JOSEPH, Peter. *O movimento Zeitgeist.* Brasil, 2009. Disponível em: https://fdocumentos.tips/document/movimento-zeitgeist-brasil.html. Acesso em: 23 fev. 2021.

NIETZSCHE, Friedrich. Para a genealogia da moral. *In:* NIETZSCHE, Friedrich. *Obras incompletas*. 4. ed. São Paulo: Nova Cultural, 1987. (Os Pensadores).

PCAGPs. Diretoria de Ensino da Região de Itapecerica da Serra. *Resolução SE n. 3, de 18 de janeiro de 2013*. Dispõe sobre mecanismos de apoio à gestão pedagógica da escola para implementação de ações estabelecidas pelo Programa Educação - Compromisso de São Paulo. Itapecerica da Serra, 18 jan. 2013. Disponível em: https://pcagps-der-its.webnode.com/products/produto-1/. Acesso em: 16 nov. 2020.

SANTAYANA, Mauro. Golpismo, 'comunismo', hipocrisia e reforma política. *Revista do Brasil*, São Paulo, n. 102, 6 dez. 2014. Disponível em: https://www.redebrasilatual.com.br/revistas/2014/12/golpismo-comunismo-e-reforma-politica-3766/. Acesso em: 10 fev. 2015.

WIKIPÉDIA, a enciclopédia livre. *Economia moral*. Flórida: Wikimedia Foundation, 2020. Disponível em: https://pt.wikipedia.org/w/index.php?title=Economia—moral&oldid=58174179. Acesso em: 25 out. 2020.

2ª PARTE

CONDIÇÕES DE TRABALHO, SAÚDE E IDENTIDADE DOS SUPERVISORES DE ENSINO

Eduardo Pinto e Silva
Evaldo Piolli
Roberto Heloani
Rosângela Ferini Chede

A 2ª Parte deste livro é o resultado de pesquisa realizada em parceria entre Sindicato Apase e NETSS/Unicamp, destinada a investigar as mutações no trabalho e seus efeitos na qualidade de vida e na saúde dos supervisores de Ensino do sistema público estadual paulista. O estudo deriva-se de uma análise das mudanças ocorridas nas atribuições e no perfil dos supervisores de Ensino, profissionais que integram a carreira do magistério, vinculados à Secretaria da Educação do Estado de São Paulo.

Ao longo das últimas décadas, o trabalho dos supervisores passou (e ainda passa!) por mutações relacionadas ao conjunto de reformas educacionais iniciadas nos anos 1980 e amplificadas a partir da década de 1990. Essas transformações no campo educacional fazem parte de um contexto mais amplo que envolve a reforma do Estado e a adoção de medidas de caráter neoliberal no Brasil. As mudanças na carreira e a atribuição de novos papéis para esses profissionais ocorrem de forma mais intensa a partir do governo Mário Covas (PSDB), no ano de 1995, período em que, sob os ditames da economia, muitas medidas de racionalização foram inseridas na gestão do governo inspiradas no ideário empresarial da Nova Gestão Pública (NGP).

As regulações da profissão, no percurso estudado, transitaram sob diferentes concepções que envolvem desde a inspeção escolar, passando pela supervisão pedagógica e a supervisão de Ensino. Ao longo das décadas, constata-se a crescente ampliação de funções prescritivas no cotidiano de trabalho desses profissionais sem as devidas condições de apoio nas escolas e nas Diretorias Regionais de Ensino,[11] que ocuparam o lugar das antigas Delegacias de Ensino.

O estudo da temática faz-se necessário para desmistificar as representações que atingem os supervisores, relacionando-os, por vezes, com "feitores do governo de plantão", ignorando que esses trabalhadores sofrem, assim

11 A Diretoria de Ensino é uma instância intermediária da estrutura de organização da Secretaria da Educação do Estado de São Paulo (Seduc-SP). Atualmente são 91 diretorias distribuídas geograficamente pelo Estado e contemplam um conjunto de municípios em suas regiões. Antes de 1995, eram denominadas Delegacias de Ensino. Para compreender a estrutura da Seduc-SP, consulte os últimos decretos que tratam de sua organização: Decreto n. 64.187/2019 e Decreto n. 64.982/2020.

como o conjunto de profissionais da Educação, das mesmas precarizações impostas pela NGP.

Para o processo de investigação, o grupo focal foi opção a ser destacada por possibilitar uma melhor apreensão das percepções dos supervisores com relação ao processo de construção da identidade profissional diante da organização do trabalho, à infraestrutura, às condições de trabalho, à organização prescrita e real do trabalho; a trajetória pessoal e profissional considerando aspectos da escolha da profissão, formação e a origem familiar, a idealização da profissão, o início da carreira e as expectativas iniciais, o aprendizado da profissão; a carreira e consequente valorização; relações entre pares e superiores hierárquicos e comunidades; dos aspectos estruturantes do sofrimento psíquico e dos processos de saúde e doença, do movimento dinâmico das mutações ocorridas.

- Quais mudanças você percebe ou percebeu, desde o seu ingresso na supervisão até os dias atuais?
- Como você tem sentido e percebido essas mudanças no cotidiano das relações internas do espaço laboral, das relações interpessoais com a gestão da diretoria?

Ao todo foram dezoito participantes de várias regiões do Estado, divididos em dois grupos focais. Para a composição da amostra foram enviados convites aos grupos de supervisão das 91 Diretorias de Ensino do Estado, por intermédio de seus representantes no Conselho Deliberativo do Sindicato Apase. A participação estava restrita a um membro por diretoria, para se conseguir uma maior abrangência geográfica, com vistas a generalizações dos dados pesquisados. Também foi estipulado para os participantes um período mínimo de cinco anos de exercício na supervisão, permitindo assim um maior conhecimento e vivência da profissão. A partir desses critérios, os interessados passaram a compor os dois grupos, sendo um destinado aos membros atuantes na Grande São Paulo e na região do Grande ABCDMR e outro aos atuantes no interior e litoral, garantindo-se, dessa forma, representação de todas as macrorregiões do Estado.

As informações obtidas nas duas sessões foram categorizadas após ampla análise, com base em reiteradas leituras. Uma primeira flutuante, com inscrição de marcadores e comentários nos textos transcritos. Em uma segunda, leitura e releitura com a construção de indicadores e termos que aglutinavam e expressavam determinados conteúdos e temas das entrevistas.

Os dados levantados também foram objeto de validação a partir das pesquisas de Rosângela Ferini Chede (2007; 2014) e da contribuição de outros supervisores membros da Diretoria Apase, por possuírem conhecimento e propriedade sobre os dados da investigação e familiaridade com as particularidades e vicissitudes do trabalho do supervisor.

Desse modo, realizou-se uma produtiva discussão entre pesquisadores e outros sujeitos indiretamente envolvidos com a pesquisa, o que permitiu o confrontar de categorizações e recategorizações dos conteúdos dos discursos das entrevistas.

No processo de categorização, apontaram-se quatro eixos: o papel do supervisor; o sistema de Ensino; os significados e sentidos do trabalho; e adoecimento.

O papel do supervisor pôde ser relacionado a tensões entre: fiscalizar *versus* apoiar; atividade burocrática *versus* atividade pedagógica; expectativas *versus* prescrições; supervisores *versus* equipes de trabalho.

O sistema de Ensino, por sua vez, pôde ser considerado em termos das relações entre: Secretaria de Educação e Diretoria de Ensino; Diretoria de Ensino e escola(s). Entre os elementos identificados nos discursos, destacaram-se as ingerências partidárias ou políticas em distintas instâncias do trabalho dos educadores, de modo geral, e dos supervisores, em particular.

Em consonância com Machado (2007), pudemos apontar que as políticas educacionais, por vezes, impedem aquilo que elas mesmas exigem, uma vez que tais políticas se constituem a partir de injunções e prescrições paradoxais.

Os significados e os sentidos do trabalho, base para a dupla possibilidade do trabalho, seja de sua configuração patogênica, seja de sua configuração sublimatória, puderam ser relacionados a conflitos nas relações de trabalho e tensões entre: autonomia *versus* heteronomia; reconhecimento *versus* não reconhecimento; prazer *versus* sofrimento; identidade socialmente atribuída *versus* identidade subjetivamente apropriada.

Por último, o adoecimento ou o estresse, relacionados ao trabalho, puderam ser remetidos a uma intrincada relação entre trabalho, condições de trabalho, gerencialismo e incongruências das políticas educacionais. Adoecimentos ou experiências estressoras traduziam-se, frequentemente, em contraditórias expectativas, frustrações e (im)possibilidades de materialização das intencionalidades dos trabalhadores. E, permeadas pelo não reconhecimento (dos outros e deles mesmos) no trabalho, forjavam frágeis estratégias defensivas de divisão ou clivagem do eu.

Nos debates realizados, os quatro eixos (papel do supervisor; sistema de Ensino; sentido e significado do trabalho; adoecimento) puderam ser recategorizados e renomeados diversas vezes. Uma possibilidade de aglutinação em três eixos inter-relacionados foi registrada ao final, após o debate e confronto das distintas sistematizações, a saber: o papel do supervisor de Ensino e sua posição no sistema de Ensino; conflitos no exercício da função e nas relações de trabalho e suas implicações para saúde e subjetividade; trabalho e condições de trabalho - expectativas, frustrações e (im)possibilidades.

Os eixos passíveis de serem compostos e recompostos de diferentes formas ou terminologias permitem uma série de possibilidades de análise não só dos dados gerados no grupo focal, mas de inúmeros aspectos - atuais e históricos - do trabalho do supervisor, das políticas educacionais e dos modelos de gestão e organização do sistema de Ensino, ou seja, das práticas educacionais concretas.

Para a sistematização das discussões realizadas ao longo da investigação e das análises subjacentes, apresentamos os três capítulos subsequentes que compõem esta primeira parte da publicação, com conclusões da pesquisa, ainda que parciais.

O Capítulo I desta parte apresenta breves apontamentos sobre a "Trajetória histórica e as atribuições do supervisor de Ensino", com destaques para as mudanças a partir dos anos 1990.

No Capítulo II, "A identidade e o trabalho do supervisor", analisam-se os eixos trabalho e identidade. As expectativas e frustrações, no início da carreira, acenam para o choque de realidade. Durante as discussões a percepção dos sujeitos da pesquisa sobre o trabalho e as mudanças transparece. As relações interpessoais no trabalho, posicionamento crítico e represálias são alguns dos pontos que contornam a identidade e o trabalho do supervisor.

As "Injunções paradoxais e divisão do eu no trabalho do supervisor de Ensino" são apresentadas no Capítulo III. O método e procedimento de construção das categorias de análise do trabalho do supervisor de Ensino introduzem o capítulo. Na sequência verifica-se a gestão como doença social: sobre suas injunções paradoxais e efeitos à subjetividade. O supervisor de Ensino diante de prescrições e injunções paradoxais e quantofrênicas. Sobre a forja da clivagem do ego diante das injunções paradoxais e outros aspectos da subjetividade e identidade do supervisor. E, ao final, há uma análise sobre o sujeito imerso na racionalidade instrumental.

As análises apresentadas, ao longo dos três capítulos, procuram demonstrar, para os leitores e demais interessados no estudo dos modelos de gestão educacional, os contornos e efeitos da NGP implementada na organização do sistema estadual de Ensino de São Paulo, por vezes utilizado como "vitrine" para outros Estados e municípios.

CAPÍTULO I

Trajetória histórica e as atribuições do supervisor de Ensino no Estado de São Paulo

Evaldo Piolli
Rosângela Ferini Chede

"[...] cabe aos supervisores reafirmar resolutamente a função clássica da escola: viabilizar para o conjunto da população o acesso às formas elaboradas de cultura, de vez que é esta a condição necessária ao desenvolvimento das funções psicológicas superiores, isto é, especificamente humanas. Eis como a supervisão estará contribuindo para a transformação desta sociedade em que vivemos atualmente" (Dermeval Saviani).

1. Introdução

Para iniciarmos as discussões a respeito dos atuais supervisores de ensino, integrantes da carreira do magistério oficial do Estado de São Paulo, há de se destacar a presença dos antigos inspetores de ensino. Os contornos da profissão do supervisor, características institucionais e representações, surgem, historicamente, a partir de concepções que envolvem os inspetores. E o conhecimento dessa trajetória se faz necessário para apreensão da realidade atual em sua totalidade.

Por essa razão, incluímos um breve marco legal da inspeção, para situar a temática objeto da pesquisa, sem a intenção de esgotá-la.

No Estado de São Paulo, até os anos 1970, registrava-se a presença do inspetor para desempenhar as atividades relacionadas à supervisão de sistema. Apesar de o pedagógico estar contemplado em suas ações, observa-se, entretanto, que a principal função dos inspetores consistia na fiscalização e orientação das unidades escolares e dos servidores públicos que trabalhavam na área da Educação, sob a premissa do cumprir e fazer cumprir a lei.

No cenário nacional, nas décadas iniciais do século XX vários movimentos influenciavam a edição de normas e a atuação desses profissionais, em meio a disputas entre tendências conservadoras e progressistas para a elaboração de políticas públicas. Entre eles, podemos destacar a Semana de Arte Moderna de 1922; o Manifesto dos Pioneiros da Educação, de 1932; a Revolução de 1930, com a ascensão de Getúlio Vargas ao poder, pondo fim à política do café com leite e iniciando um processo que levaria ao Estado Novo, em 1937.

Nos finais dos anos 1960 e início dos 1970 assistimos ao avanço da influência norte-americana na implementação da concepção tecnicista na organização do sistema de Ensino e em outros órgãos do governo. Influência essa apropriada para o momento de ditadura civil-militar instalada a partir de 1964 e que determina o conjunto normativo da época, deixando marcas até os dias atuais.

Sob esse devir histórico, observa-se o Código de Educação do Estado de São Paulo, instituído pelo Decreto n. 5.884, de 21 de abril de 1933 (GOVERNO DO ESTADO DE SÃO PAULO, 1933), com algumas atribuições fixadas, relacionadas à fiscalização e aos deveres, inclusive sob a ótica punitiva da responsabilização, que acompanham, ao longo de décadas, o contorno da profissionalidade dos supervisores. A seguir, apresenta-se o Art. 315 do referido código:

Art. 315 - Incumbe ao Inspetor escolar:
1 - cumprir e fazer cumprir as leis e regulamentos, bem como as determinações de seus superiores hierárquicos;
2 - visitar os estabelecimentos que lhe forem distribuídos, inspecionando-os no que concerne à técnica e à eficiência do ensino, à idoneidade e assiduidade dos docentes, e à disciplina e higiene dos alunos;
3 - orientar os diretores e professores, no trabalho educativo, estimulando-os e assistindo-os na aplicação dos métodos e processos de Ensino, bem como sugerindo ou efetuando demonstrações e experiências;
4 - verificar o estado do mobiliário e dos objetos escolares, bem como o cuidado dos diretores e professores no consumo do material.
5 - informar a respeito da dedicação e competência dos diretores e professores sob sua jurisdição;
6 - presidir, ao menos duas vezes por ano, em cada município, a reunião mensal dos professores de escola isolada;
7 - colaborar ativamente no desenvolvimento das instituições periescolares e post-escolares ou de extensão cultural;
8 - colaborar com as missões técnicas e culturais que vierem trabalhar em suas escolas, apoiando-as e auxiliando-as no desempenho de sua tarefa;
9 - realizar os exames finais das escolas isoladas sob sua inspeção, convocando, para auxílio, os diretores de grupos escolares;
10 - prestar contas ao delegado regional, cada semana, do trabalho realizado, com relatórios minuciosos do roteiro seguido e dos gastos efetuados;
11 - realizar sindicâncias, por determinação do delegado regional, ou, em casos excepcionais, por iniciativa própria;
12 - aplicar ou propor a aplicação de penas;
13 - substituir o delegado regional, quando para isso designado;
14 - residir na sede da delegacia, podendo, porém, em caso de manifesta conveniência para o serviço, ser-lhe fixada para residência, outra cidade da região.
Art. 317 - Por quebra habitual do cumprimento dos deveres do cargo, provada em processo administrativo, será o inspetor provido noutro cargo, se o motivo da dispensa não o incompatibilizar com o exercício do magistério (GOVERNO DO ESTADO DE SÃO PAULO, 1933).

Além dessas atribuições fiscalizatórias, outra marca histórica a ser destacada é a preocupação com os critérios e as formas que habilitassem para o exercício da função/cargo. Essa tendência é observada, quando da criação de concursos, como forma de seleção para a ocupação dos cargos, superando a lógica anterior de indicações, culturalmente arraigada nas premissas do patrimonialismo. Segundo o mesmo diploma legal supramencionado, está no art. 341:

> Art. 341 – Para as funções de inspetores escolares, podem habilitar-se os diretores de grupos escolares do interior e da Capital com 400 dias de efetivo exercício no cargo (GOVERNO DO ESTADO DE SÃO PAULO, 1933).

Essa nomenclatura e os pressupostos de ordenamento acompanham a função até os anos 1970. A função do supervisor surge nomeada de supervisor pedagógico quando se quer vincular à figura do inspetor um papel centrado na orientação pedagógica com estímulos à competência técnica, isso para superar o papel centrado na fiscalização, na detecção de falhas e aplicação de punições (SAVIANI, 1999).

Cabe ressaltar que o contexto sobre o qual se inscrevem as mudanças prescritivas na função do supervisor, pela substituição da inspeção pela supervisão pedagógica, segue os parâmetros que pretendiam modificar radicalmente os sistemas escolares no Brasil, no sentido de torná-los mais racionais e adequados ao projeto de desenvolvimento econômico do País sob os quadros da Lei n. 5.692, de 11 de agosto de 1971 (BRASIL, 1971).

Chede (2014) aponta ainda um esvaziamento político da função nessa transição, oportuno ao ideário da ditadura civil-militar à época. Há de se notar ainda que, somente durante o processo de redemocratização, nos anos 1980, esses especialistas passariam a conviver com novas demandas colocadas pela sociedade, concernentes à democratização da gestão da Educação, incluindo com possibilidades de autonomia na atuação.

Para Heloani e Piolli (2012), sob projeto modernizador e autoritário, durante a ditadura civil-militar, a escola foi concebida sob forte regulação do Estado. Portanto, as funções especializadas, e aí se incluem os supervisores, se tornariam a chave para o alcance de resultados satisfatórios. Esses deveriam exercer suas funções de forma centralizada. A partir de uma concepção de escola produtiva, o governo pretendia promover a expansão das redes de ensino e a oferta de vagas a baixo custo. Segundo os referidos autores (2012, p. 18),

> A inspiração para esse processo de racionalização veio da Escola clássica de administração empresarial, fundadas no taylorismo e no fayolismo. Junto com a expansão das redes de Ensino ao longo dos anos 1970, houve também um aperfeiçoamento da burocracia e da hierarquia e nos meios de controle. Os secretários, planejadores, delegados regionais de Ensino, supervisores e diretores, serão exemplares de ocupações especializadas no sistema educacional.

Nesse cenário, em São Paulo, a Lei Complementar n. 114, de 13 de novembro de 1974 (GOVERNO DO ESTADO DE SÃO PAULO, 1974), instituiu o Estatuto do Magistério Público de 1º e 2º Graus do Estado e foi promulgada para organizar as carreiras e o quadro do magistério no Estado de São Paulo, contemplando a figura do supervisor pedagógico (art. 9º). E fixava os requisitos mínimos exigidos para acesso ao cargo:

> VI – Supervisor Pedagógico: ser portador de habilitação específica, em curso superior de graduação correspondente à licenciatura plena e ter, no mínimo 6 (seis) anos de efetivo exercício, na carreira do magistério, dos quais, pelo menos 3 (três) anos, em cargo de direção efetivo, de estabelecimento oficial de ensino.

A proposição dessa Lei Complementar, contudo, não alterou as prescrições e as atribuições da inspeção escolar, mas amplificou as funções (LEME, 2016).

Fonte: Tabela referente ao enquadramento do Magistério Paulista conforme a Lei Complementar n. 114, de 1974.[12]

SITUAÇÃO ATUAL	Ref.	SITUAÇÃO NOVA	Ref.
Delegado de Ensino Inspetor Regional do Ensino Médio	CD-9 CD-9	Delegado de Ensino	CD-11
Inspetor do Ensino Médio Inspetor de Ensino Técnico de Educação Técnico de Educação de Cegos Técnico de Educação de Surdos Técnico de Ensino Primário Técnico de Ensino Pré-Primário Técnico de Ensino Pré-Primário	24 24 20 19 19 19 19 19	Supervisor Pedagógico	CD-10
Diretor Superintendente Dir. de Estabelecimento de Ensino Médio Diretor de Curso Primário Diretor de Escola Primária Dir. de Escola Pré-Primária Diretor de Grupo Escolar Vice-Diretor Vice-Diretor Assistente de Dir. Superintendente Assistente de Diretor	CD-8 CD-8 CD-8 CD-8 CD-8 CD-8 CD-5 CD-3 20 20	Diretor de Escola	CD-9
Professor Secundário Professor	20 20	Professor III	22
Preparador	18	Professor II	20
Professor Primário Professor de Excepcionais Professor Assistente de Educação de Cegos	16 17 16 17	Professor I	18
Orientador Educacional Professor Inspetor	20 18	Orientador Educacional	22

Quadro referente ao enquadramento do Magistério Paulista conforme a Lei Complementar 114, de 1974. Fonte: Assembleia Legislativa do Estado de São Paulo. *In*: LEME (2016).

12 ASSEMBLEIA LEGISLATIVA DO ESTADO DE SÃO PAULO. Disponível em: https://www.al.sp.gov.br/repositorio/legislacao/lei.complementar/1974/lei.complementar-114-13.11.1974.html. Acesso em: 22 set. 2021

As atribuições referidas ao campo pedagógico, no entanto, com a promulgação do Decreto n. 5.586, de 5 de fevereiro de 1975 (GOVERNO DO ESTADO DE SÃO PAULO, 1975), que institui novas atribuições para todos os quadros do magistério, não ficam explicitadas. Pelo que consta no texto do decreto, o aspecto burocrático administrativo de fiscalização e de controle são predominantes.

Conforme o art. 7º, as atribuições do cargo de supervisor pedagógico fixadas foram:

> I - orientar o acompanhamento, avaliação e controle das proposições curriculares na área de sua jurisdição;
> II - zelar pela integração do sistema, especialmente quanto à organização curricular;
> III - compatibilizar os projetos das áreas administrativas e técnico-pedagógicas a nível interescolar;
> IV - elaborar os instrumentos adequados para a sistematização das informações;
> V - garantir o fluxo recíproco das informações entre a unidade escolar e órgãos centrais do sistema;
> VI - assistir tecnicamente os diretores e coordenadores pedagógicos para solucionar problemas de elaboração e execução do plano escolar;
> VII - manter-se permanentemente em contato com as escolas sob sua jurisdição, por intermédio de visitas regulares e de reuniões com os diretores e coordenadores, bem como com professores, quando de unidades isoladas, através dos quais se fará sentir sua ação de natureza pedagógica;
> VIII - determinar providências tendentes a corrigir eventuais falhas administrativas que venha a constatar;
> IX - participar da elaboração de programas e projetos em nível de Delegacia de Ensino;
> X - cumprir e fazer cumprir as disposições legais relativas à organização didática, administrativa e disciplinar das escolas, bem como as normas e diretrizes emanadas das autoridades superiores;
> XI - apresentar relatório das atividades executadas, acompanhado de roteiro de inspeção (GOVERNO DO ESTADO DE SÃO PAULO, 1975).

A maior ênfase à fiscalização e ao controle pode ser identificada pelo uso de termos prescritivos que situam as atribuições nessa dimensão. São eles: cumprir e fazer cumprir, roteiro de inspeção; controle e avaliação; e zelar pela integração do sistema. Mas, com o Decreto n. 7.510, de 29 de janeiro de 1976, que institui a organização da Secretaria da Educação, introduziram-se de forma mais evidente prescrições de caráter pedagógico, combinadas com a dimensão administrativa. As atribuições estão expressas no art. 73:

> I - supervisionar atividades pedagógicas e de orientação educacional;
> II - colaborar na difusão e implementação das normas pedagógicas emanadas dos órgãos superiores;
> III - avaliar os resultados do processo ensino-aprendizagem;
> IV - analisar dados relativos à Divisão e elaborar alternativas de solução para os problemas específicos de cada nível e modalidade de Ensino;
> V - assegurar a retroinformação ao planejamento curricular;
> VI - opinar quanto a necessidade e oportunidade de treinamento para os recursos humanos específicos da Divisão;
> VII - dar pareceres, realizar estudos e desenvolver outras atividades relacionadas com a supervisão pedagógica e de orientação educacional (GOVERNO DO ESTADO DE SÃO PAULO, 1976).

O art. 78 destaca ainda que os grupos de supervisão pedagógica possuem as seguintes atribuições:

> **I - na área curricular:**
> a) implementar o macrocurrículo, redefinindo os ajustamentos em termos das condições locais;
> b) adequar os mecanismos de acompanhamento, avaliação e controle às peculiaridades locais;
> c) assegurar a retroinformação ao planejamento curricular;
> d) aplicar instrumentos de análise para avaliar o desempenho do pessoal das escolas no que se refere aos aspectos pedagógicos;
> e) informar ou elaborar propostas de diretrizes para avaliação do processo ensino-aprendizagem nas unidades escolares;
> f) sugerir medidas para a melhoria da produtividade escolar;
> g) selecionar e oferecer material de instrução aos docentes;

h) estudar os currículos das novas habilitações propostas pelos estabelecimentos de Ensino;
i) acompanhar o cumprimento do currículo das habilitações existentes, bem como o desenvolvimento das atividades dos estágios;
j) diagnosticar as necessidades de aperfeiçoamento e atualização dos professores e sugerir medidas para atendê-las;
l) assegurar o fluxo de comunicações entre as atividades de supervisão e entre as de Orientação Educacional;
m) estabelecer articulação entre os serviços de currículos e os demais serviços afetos à Delegacia de Ensino;
n) assistir o Delegado de Ensino na programação global e nas tarefas de: organização escolar; atendimento da demanda; entrosagem e intercomplementariedade de recursos; recrutamento, seleção e treinamento do pessoal;
II – na área administrativa:
a) supervisionar os estabelecimentos de Ensino e verificar a observância dos respectivos Regimentos Escolares;
b) garantir a integração do sistema estadual de Educação em seus aspectos administrativos, fazendo observar o cumprimento das normas legais e das determinações dos órgãos superiores;
c) aplicar instrumentos de análise para avaliar o desempenho do pessoal das escolas no que se refere aos aspectos administrativos;
d) atuar junto aos Diretores e Secretários de Estabelecimentos de Ensino no sentido de racionalizar os serviços burocráticos;
e) manter os estabelecimentos de Ensino informados das diretrizes e determinações superiores e assistir os Diretores na interpretação dos textos legais;
f) acompanhar e assistir os programas de integração escola-comunidade;
g) analisar os estatutos das instituições auxiliares das escolas verificar a sua observância e controlar a execução de seus programas;
h) examinar as condições físicas do ambiente escolar dos implementos e do instrumental utilizados, tendo em vista a higiene e a segurança do trabalho escolar;
i) sugerir medidas para a revisão do prédio escolar, bem como para a renovação, reparo e aquisição do equipamento;
j) opinar quando à redistribuição da rede física, a sua entrosagem e intercomplementariedade;
l) orientar a matrícula de acordo com as instruções fixadas pelo Delegado de Ensino;

> m) orientar e analisar o levantamento de dados estatísticos sobre as escolas;
> n) constatar e analisar problemas de repetência e evasão escolares e formular soluções;
> o) opinar quanto à mudança da sede de exercício, permuta transferência e substituição do pessoal em casos não sujeitos a regulamentação própria;
> p) examinar e visar documentos dos servidores e da vida escolar do aluno bem como os livros de registro do estabelecimento de Ensino;
> q) sugerir medidas para o bom funcionamento das escolas sob sua supervisão;
> r) opinar sobre o recrutamento, seleção e treinamento de pessoal pertencente aos estabelecimentos de Ensino (GOVERNO DO ESTADO DE SÃO PAULO, 1976).

Com o Decreto n. 7.510, de 29 de janeiro de 1976 (GOVERNO DO ESTADO DE SÃO PAULO, 1976), as atribuições pedagógicas e administrativas para o supervisor pedagógico ficam especificadas e detalhadas. Para além do caráter administrativo da função, as atribuições pedagógicas ampliam-se e consolidam-se, fixando um marco regulatório ao trabalho dos então supervisores e para sua identidade, como categoria profissional.

Nessa esteira de mudanças normativas para implantação da nova racionalidade burocrática e de concepção, ditada pela influência dos organismos internacionais e pelo acordo MEC-Usaid,[13] a Lei Complementar n. 201, de 9 de novembro de 1978, altera a denominação do cargo de Supervisor Pedagógico para Supervisor de Ensino no quadro do Magistério e estabelece no art. 11 que, para o provimento do cargo, seria exigida:

> IX – Supervisão de Ensino: habilitação específica de grau superior, correspondente à licenciatura plena e experiência mínima de 6 (seis) anos na carreira do magistério, dos quais pelo menos 3 (três) anos no exercício de cargo de especialista de Educação (GOVERNO DO ESTADO DO SÃO PAULO, 1978).

No entanto, somente com a promulgação da Lei Complementar n. 444, de 27 de dezembro de 1985, as formas de provimento do cargo, por nomeação e acesso, ficam mais claramente definidas.

13 Para mais informações sobre a história da supervisão no sistema paulista, conferir Chede (2014).

> Art. 10 - São formas de provimento dos cargos da série de classes de docentes e das classes de especialistas de Educação:
> I - nomeação;
> II - acesso.
> Art. 11 - A nomeação prevista no inciso I do artigo anterior, será feita:
> I - em comissão, quando se tratar de cargos, fixados no Anexo I, desta lei complementar, que assim devam ser providos;
> II - em caráter efetivo, para os cargos da série de classes de docentes e das classes de especialistas de Educação da carreira do Magistério, conforme Anexo I, desta lei complementar.
> Art. 12 - O acesso, previsto no inciso II do art. 10, desta lei complementar, para o provimento dos cargos da série de classes de docentes e das classes de especialistas de Educação, fixados no Anexo I, desta mesma lei, processar-se-á mediante concurso de provas e títulos, na forma que for estabelecida em regulamento (GOVERNO DO ESTADO DE SÃO PAULO, 1985).

A referida Lei especifica os requisitos para provimento do cargo, determinando exclusividade para o acesso como forma de evolução na carreira do magistério. Os requisitos são:

> Licenciatura plena em Pedagogia, com habilitação específica em Inspeção ou Supervisão Escolar; ter no mínimo 6 (seis) anos de exercício no magistério público oficial de 1º e 2º Graus, pelo menos, 3 (três) anos no exercício do cargo ou função de especialista de Educação no magistério público oficial de 1º e 2º Graus da Secretaria de Estado da Educação de São Paulo (GOVERNO DO ESTADO DE SÃO PAULO, 1985).

As mudanças ocorridas nas atribuições e no perfil desses profissionais que transitaram, no período relatado, de inspetores para supervisores pedagógicos e, posteriormente, para supervisores de Ensino, ampliaram as funções de forma prescritiva, sem que fossem oferecidas as funções de apoio nas escolas e nas Delegacias de Ensino.

Segundo o documento Apase (2000), o Decreto n. 7.510, de 29 de janeiro de 1976, que reorganiza a Secretaria de Educação do Estado, previa que a função supervisora deveria ser exercida com apoio técnico-pedagógico, destacando-se a presença de coordenador pedagógico, orientador educacional, bibliotecário e demais docentes, coordenados pelo diretor de Escola; entretanto, essa situação acabou não ocorrendo de fato e as funções/cargos, previstos no decreto, não concretizados plenamente.

> As atividades desenvolvidas pelos profissionais do grupo de supervisão (Supervisores de Ensino) no âmbito das DEs foram previstas como sendo de orientação, acompanhamento e controle dos aspectos administrativos/organizacionais e técnico-pedagógico nas unidades escolares e o elo de ligação entre o grupo de supervisão e a escola, ainda que previsto na reforma de 1976, não foi priorizado nas medidas de sua implantação, persistindo até 1995, um vácuo na maioria das escolas, quer pela ausência de profissionais - Coordenador Pedagógico ou Professor Coordenador - quer pela ausência de horário previsto para reuniões entre profissionais e professores (APASE, 2000, p. 2).

Nota-se que, mesmo diante das mudanças promovidas pela secretaria, com a entrada no período de redemocratização nos anos 1980 e início da década de 1990, o quadro de falta de pessoal para suprir as funções de apoio técnico-pedagógico das escolas e delegacias para prover a estrutura esperada para o desenvolvimento dos processos de Ensino e de aprendizagem das escolas permaneceu inalterado (APASE, 2000). A ausência de agentes de apoio e de definições viáveis e exequíveis para o exercício das funções e atribuições revela um quadro de condições precárias de trabalho desde a origem da supervisão.

2. Mudanças a partir dos anos 1990

A forma de provimento no cargo será alterada com a promulgação da Lei Complementar (LC) n. 836, de 30 de dezembro de 1997.[14] Conforme o

14 A LC n. 836/1997 sofreu várias alterações, destacando-se as introduzidas pela LC n. 1.143/2011 e pela LC n. 1.256/2015. Os requisitos flexibilizados com a edição da LC n. 836/1997 foram revistos na alteração de 2015, sendo atualmente necessários oito anos de efetivo exercício no magistério, dos quais três anos em gestão educacional. Essa alteração se deveu às lutas constantes do Sindicato Apase para a valorização do cargo.

Anexo III da Lei, os requisitos mínimos de titulação e tempo de serviço para provimento do cargo de Supervisor de Ensino ficam assim definidos:

> 1. ter no mínimo de 8 (oito) anos de exercício, efetivamente prestado no Magistério, desde que exercido em escola devidamente autorizada e reconhecida pelo órgão do respectivo sistema, dos quais 2 (dois) anos no exercício de cargo ou função de suporte pedagógico educacional ou de direção de órgãos técnicos, ou ter, no mínimo, 10 (dez) anos de Magistério. (g.a.)
> 2. ser portador de pelo menos um dos títulos abaixo:
> 2.1. diploma, devidamente registrado, de licenciatura plena em Pedagogia;
> 2.2. diploma de Mestrado ou Doutorado, na área de Educação;
> 2.3. certificado de conclusão de curso de especialização na área de Educação, destinado a licenciados, criado e aprovado nos termos de normas específicas do Conselho Estadual de Educação (GOVERNO DO ESTADO DE SÃO PAULO, 1997).

A promulgação da LC n. 836, de 30 de dezembro de 1997, produziu um impacto negativo à carreira no magistério, em particular para a supervisão, ao flexibilizar o ingresso no cargo, não exigindo experiência na direção de escola, tampouco vínculo com o sistema estadual de Ensino de São Paulo. Os requisitos da Lei, relacionados à experiência profissional e à formação, promoveram a desvalorização dos saberes tácitos construídos ao longo da carreira de trabalho no sistema. Percebe-se, portanto, certa confluência com o modelo gerencial definido pelos critérios da Nova Gestão Pública adotados pelo governo do Estado, a partir de 1995.

Assim, o trabalho do supervisor de Ensino, no sistema público estadual paulista, passou por mutações relacionadas ao conjunto de reformas educacionais que remontam aos anos 1990. Essas mudanças no campo educacional fizeram parte de um contexto mais amplo que integra a reforma do Estado e a adoção de medidas de caráter neoliberal. As alterações na carreira e a atribuição de novos papéis para esses profissionais ocorrem, de forma mais intensa, a partir do governo Mário Covas (PSDB), no ano de 1995, período em que, sob influência do aspecto econômico, muitas medidas de racionalização foram inseridas na gestão pública com a finalidade de promover sua adequação ao processo de acumulação do capital, no contexto de sua mundialização.

Entre as diversas medidas, destacamos o corte de despesas públicas, combinado com uma gestão centrada em novos critérios de qualidade do serviço público, cuja base se alicerça em metas, resultados e métodos quantitativos. Medidas de desconcentração, descentralização, privatização, terceirização foram também implementadas, inspiradas no ideário empresarial da Nova Gestão Pública (CLAD, 1998).

A produtividade e a qualidade passaram a orientar o conjunto dos serviços públicos, submetendo-os a índices quantitativos de verificação, com indicadores meritocráticos e ranqueamentos dos resultados. A avaliação e o desempenho constituíram-se como elementos centrais na orientação das políticas, tendo a melhoria da qualidade do serviço público como enunciado fundamental, para legitimar a adoção de práticas gerencialistas, oriundas do setor privado. Essas práticas emergem como componente essencial do processo de racionalização do Estado e, consequentemente, da concepção e implantação das políticas públicas.

As diretrizes gerenciais, em termos de política educacional no Brasil, acompanham as tendências mundiais que compreendem a qualidade da Educação vinculada à melhoria dos indicadores e na posição em *rankings*, como o Programa Internacional de Avaliação de Estudantes (Pisa).[15] Essa agenda global conta, também, desde a década de 1990, com influência maior dos organismos internacionais nessas políticas.

A Educação passou a ser um tema de interesse supranacional e orientada por uma perspectiva pragmática, com a devida participação de novos agentes, como o setor empresarial, na oferta e regulação da Educação em âmbito mundial.

15 Programa coordenado pela Organização para Cooperação e Desenvolvimento Econômico (OCDE). No Brasil esse programa é coordenado pelo Instituto Nacional de Estudos e Pesquisas Educacionais (Inep). Essas avaliações são aplicadas a cada três anos. Os dados e resultados produzidos são utilizados para amparar os governos e nortear políticas.

Segundo Bruno (2011, p. 553), a Educação passa a ser regida por novos centros de poder, "verdadeiros braços sociais das empresas", como agências multilaterais, associações empresariais, organizações transnacionais e as organizações não governamentais (ONGs). Sobre isso, Ball (2004, p. 1.108) ressalta que

> não é mais possível ver as políticas educacionais apenas do ponto de vista do Estado-Nação: a Educação é um assunto de políticas regional e global e cada vez mais assunto de comércio internacional. A Educação é, em vários sentidos, uma oportunidade de negócios.

Portanto, a "Nova Gestão Pública" e as respectivas "lógicas de ação de tipo empresarial" (LIMA, 2011) vêm promovendo o setor privado a elemento central da política pública; assim, tais práticas estariam subordinando de forma crescente a Educação a objetivos econômicos, relacionados a empregabilidade, produtividade e competitividade, designadamente por meio dos discursos da qualidade e da excelência.

A autonomia controlada é apontada por Lima (2008) como opção preferencial para o alcance de resultados e uma característica central do gerencialismo. Isso está inscrito no processo de mudança do papel do Estado que passa da condição de provedor para a de regulador, assumindo a função de auditor que avalia resultados a distância. A busca de resultados (eficácia e eficiência), na política de qualidade, acaba por estimular mudanças significativas no trabalho dentro do setor público, agora submetido a uma cultura de performatividade competitiva (LIMA, 2011; BALL, 2005).

Ball (2004, p. 1116), ao destacar o aspecto central da performatividade nas políticas educacionais, afirma que ela facilita o papel de monitoramento do Estado, "que governa a distância" – "governando sem governo". E continua:

> Ela permite que o Estado se insira profundamente nas culturas, práticas e subjetividades das instituições do setor público e de seus trabalhadores, sem parecer fazê-lo. Ela (performatividade) muda o que ele "indica", muda significados, produz novos perfis e garante o "alinhamento". Ela objetifica e mercantiliza

> o trabalho do setor público, e o trabalho com conhecimento (*knowledge-work*) das instituições educativas transforma-se em "resultados", "níveis de desempenho", "formas de qualidade". Os discursos da responsabilidade (*accountability*), da melhoria, da qualidade e da eficiência que circundam e acompanham essas objetivações tornam as práticas existentes frágeis e indefensáveis – a mudança torna-se inevitável e irresistível, mais particularmente quando os incentivos estão vinculados às medidas de desempenho.

Como consequência, o Ensino e a aprendizagem reduzem-se a esquemas de produtividade típicos do mercado, pautados por critérios de eficiência e de controle de qualidade (BOYLES, 2000).

Em São Paulo, esses esquemas gerenciais se desdobram em novos sistemas de controle do trabalho, com acompanhamento supervisionado do desempenho docente. Destacamos, aqui, o Programa de Qualidade das Escolas – PQE (GOVERNO DO ESTADO DE SÃO PAULO, 2008a), que integra a prova do Sistema de Avaliação do Rendimento Escolar do Estado de São Paulo (Saresp), o Índice de Desenvolvimento da Educação (Idesp)[16] e a Bonificação (Bônus),[17] a Prova do Mérito[18] e o Programa Escolas Prioritárias.[19] Além dos programas e ações destacados, relacionamos também os Cadernos do Aluno e do Professor que foram desenvolvidos a partir da matriz do Saresp, no interior do programa "São Paulo faz

16 Resolução SE n. 74, de 6 de novembro de 2008, que estabelece metas de longo prazo para melhoria da qualidade da Educação e institui o índice de Desenvolvimento da Educação do Estado de SP (GOVERNO DO ESTADO DE SÃO PAULO – Seduc, 2008b).

17 Lei complementar n. 1.078, de 17 de dezembro de 2008, que institui bonificação por resultados, no âmbito da secretaria da Educação, e dá providências correlatas (GOVERNO DO ESTADO DE SÃO PAULO – Seduc, 2008c).

18 Lei Complementar n. 1.097, de 27 de outubro de 2009, que institui o sistema de promoção para os integrantes do Quadro do Magistério da Secretaria da Educação e dá outras providências. Lei regulada pelo Decreto n. 55.217, de 21 de dezembro de 2009, alterado pelo Decreto n. 60.650, de 15 de julho de 2014 (GOVERNO DO ESTADO DE SÃO PAULO – Seduc, 2009a).

19 Cf. São Paulo – Seduc, (2012a). Programa hoje extinto.

Escola", à época do secretário Paulo Renato de Souza, durante o governo José Serra, em 2007.

Entre 2007 e 2008, a Secretaria da Educação do Estado estabeleceu dez metas[20] para a melhoria do Ensino paulista que englobava várias dessas ações, excluindo apenas o Programa Escolas Prioritárias, pertencente à gestão do ex-governador Geraldo Alckmin, iniciada em 2011 (PIOLLI, 2013).

A influência do setor empresarial, nas políticas educacionais brasileiras, ocorre de forma muito semelhante ao observado no modelo de reformas, implantadas no sistema escolar americano nos anos 1990 e início dos anos 2000, empreendidos por lideranças políticas e econômicas, defensoras do livre-mercado e apoiadas por grandes fundações empresariais.

Os novos atores da agenda educacional foram denominados de "Reformadores Empresariais", por Ravitch (2011). Esses reformadores se articulam em amplas redes de alianças (BALL, 2014), que envolvem grandes empresários e suas fundações, políticos no âmbito do legislativo e do executivo, os meios de comunicação que atuam para disseminar a visão de mundo e de Educação propalada pelos reformadores (FREITAS, 2018).

No Estado de São Paulo, assim como em âmbito federal, a entrada do setor empresarial se fez a partir de dois elementos:

> 1) Da racionalização dos processos gerenciais sob critérios da qualidade, de viés empresarial, que se torna um campo aberto para a disputa do fundo público pelos interesses privados, com a gradual retirada da Educação como um direito social e sua fixação como um serviço aberto ao mercado.
> 2) Da produtividade do capital – formação da força de trabalho para atuar na base organizacional e tecnológica do trabalho segundo os preceitos da teoria do capital humano (SCHULTZ, 1961; FRIGOTTO, 1995).

20 Para visualizar as dez metas, acesse: http://www.saopaulo.sp.gov.br/spnoticias/lenoticia.php?id=87027.

Os programas da Secretaria de Educação do Estado de São Paulo (Seduc-SP), implantados com a participação do setor empresarial, reforçam aspectos do gerencialismo (GAULEJAC, 2007), autonomia controlada e hiperburocratização (LIMA, 2011) e da perfomatividade competitiva (BALL, 2005) e promovem a reconfiguração do trabalho docente e dos demais profissionais que atuam no sistema de Ensino.

O termo "gerencialismo" parece ser usado, em muitos casos e por alguns autores, para delinear as organizações que se regem por um tecnicismo gerencial. Ele abarca a ênfase na hegemonia do gerenciamento sobre todas as outras atividades, de forma religiosa e o controle - mesmo que camuflado - do desempenho dos "colaboradores". Para o cumprimento das metas, o autocontrole é essencial. Esse modo de pensar a gestão se disseminou para as organizações públicas mediante novas técnicas e procedimentos associados com a orientação neoliberal e a busca permanente de se fazer "mais com menos". O gerencialismo, como ideologia, legitima uma lógica instrumental-utilitarista das relações entre os indivíduos, as organizações e a sociedade em geral (HELOANI, 2018).

De tal modo, o gerencialismo abona o aproveitamento de suas técnicas e princípios gerenciais unidimensionais e hegemônicos em todas as áreas do espaço laboral e na sociedade em geral. Tal constructo tem por embasamento uma ideologia e conhecimentos supostamente superiores, "científicos" no direcionamento de instituições públicas e na governança societal como à semelhança das empresas privadas. Como nos ensina Habermas (2012), uma verdadeira colonização da esfera sistêmica em relação ao mundo da vida.

A relação do empresariado com o governo estadual paulista veio sendo firmada ao longo das últimas décadas e, nos dias atuais, está consolidada no Programa Educação - Compromisso de São Paulo, instituído a partir do Decreto n. 57.571, de 2 de dezembro de 2011 (GOVERNO DO ESTADO DE

SÃO PAULO, 2011b),[21] na gestão Alckmin/Hermann.[22] O programa elegeu cinco pilares para atuação:

> valorizar e investir no desenvolvimento do Capital Humano da Secretaria;
> aprimorar as ações e a gestão pedagógica da Rede com foco no resultado dos alunos;
> mobilizar, engajar e responsabilizar a rede, os alunos e a sociedade em torno do processo de ensino-aprendizagem;
> lançar as bases de um novo modelo de escola e um regime na carreira do magistério mais atrativo;
> viabilizar mecanismos organizacionais e financeiros para operacionalizar o programa (GOVERNO DO ESTADO DE SÃO PAULO, 2011b).

Os pressupostos e as ações do Educação – Compromisso de São Paulo estão vinculados ao discurso da "qualidade da Educação", fundados em princípios típicos da empresa privada, com foco na gestão para resultados. Para sua implementação, conta com um Conselho Consultivo no governo, com composição predominante de membros do setor privado.

---

21 São parceiros do programa: Instituto Natura, Fundação Victor Civita, Fundação Lemann, Instituto Unibanco, Comunidade Educativa Cedac, Instituto Hedging-Griffo, Fundação Itaú Social, Tellus, Parceiros da Educação, Fundação Educar DPaschoal, Fundação Bradesco, Centro de Estudos e Pesquisas em Educação, Cultura e Ação Comunitária (Cenpec), Instituto de Corresponsabilidade pela Educação (ICE), Instituto Península, Fundação Arymax e da consultoria internacional McKinsey & Company (GOVERNO DO ESTADO DE SÃO PAULO, 2011b).

22 O Decreto n. 57.571, de dezembro de 2011, estabelece a composição para o Conselho Consultivo do programa Educação – Compromisso de São Paulo. Segundo o Observatório da Educação na composição do conselho predominam representantes do setor privado. São parceiros do programa: Instituto Natura, Fundação Victor Civita, Fundação Lemann, Instituto Unibanco, Comunidade Educativa. Cedac, Instituto Hedging-Griffo, Fundação Itaú Social, Tellus, Parceiros da Educação, Fundação Educar DPaschoal, Fundação Bradesco, Centro de Estudos e Pesquisas em Educação, Cultura e Ação Comunitária (Cenpec), ICE (Instituto de Corresponsabilidade pela Educação), Instituto Península, Fundação Arymax e da consultoria internacional McKinsey & Company (GOVERNO DO ESTADO DE SÃO PAULO, 2011). Muitas dessas entidades empresariais também compõem a Organização Todos pela Educação que atua em nível nacional (GOVERNO DO ESTADO DE SÃO PAULO, 2011b).

A quase totalidade desses representantes integra os Parceiros da Educação, associação sem fins lucrativos, ou melhor, uma Organização da Sociedade Civil com Interesse Público (Oscip), criada em 2004, com o objetivo de estabelecer parcerias entre empresas, empresários e as escolas da rede pública.

Desde sua criação, o Programa Educação – Compromisso de São Paulo orientou toda uma política de reorganização da secretaria, contando com a colaboração de uma ampla gama de entidades.[23] Estas, por sua vez, financiaram a contratação da Consultoria Empresarial Mckinsey, não apenas para essa tarefa, mas também para assessorar a formulação da política educacional do governo do Estado. Esse movimento não é exclusivo do Estado de São Paulo, aparecendo também em outras unidades da federação. O trabalho de consultoria e assessoria foi, ao longo de sua execução, desenvolvido com apoio da Consultoria Falconi.[24]

O levantamento documental e as primeiras análises dos dados gerados no grupo focal, realizadas com supervisores de Ensino, revelaram que a aparência modernizadora desses programas, na prática, preservam as formas tradicionais de gerenciamento tipicamente tayloristas, no âmbito da organização do trabalho, dentro do sistema de Ensino, denominadas por Lima (2008), como prática neotaylorianas.

Afirmamos isso em razão da crescente sofisticação dos meios de controle que contemplam a utilização do aparato tecnológico e do reforço ao papel de liderança e controle de resultados pelos órgãos centrais da Seduc-SP. Esses elementos estão sendo identificados em vários programas analisados por nós e, no caso dos supervisores de Ensino, fica evidente a reconfiguração do trabalho das equipes regionais e do papel das diretorias

23 Cf. notas 21 e 22.

24 Consultoria privada de gestão que atua em empresas privadas e no setor público. Atuou no Programa Choque de Gestão, durante os governos de Aécio Neves, em Minas Gerais, entre os anos de 2003 a 2010. Promoveu a reorganização gerencial do Estado sob critérios de qualidade centrados em resultados e corte de gastos.

de Ensino. Destacamos a ênfase maior ao aspecto gerencial de controle centrado em resultados, como se observa no programa Gestão em Foco, que utiliza o Método de Melhoria de Resultados (MMR).[25]

Na Resolução SE n. 90, de 3 de dezembro de 2009, que trata da definição do perfil geral do supervisor no âmbito da Seduc-SP, esses elementos podem ser identificados, no texto da norma:

> Na estrutura organizacional da Secretaria de Estado da Educação de São Paulo (SEE-SP), o Supervisor de Ensino é o agente fundamental para o desenvolvimento das políticas educacionais, promovendo a qualidade de Ensino e o cumprimento da legalidade. As atribuições do supervisor de Ensino definem o seu perfil.
> [...]
> • Elemento de proposição, articulação e mediação entre as políticas educacionais e as propostas pedagógicas de cada uma das escolas da rede pública;
> • Liderança fundamental na construção da identidade escolar, favorecendo, enquanto mediador, o envolvimento e o compromisso da equipe técnico-pedagógica com a aprendizagem bem sucedida dos alunos;
> • Parceiro da equipe escolar, compartilhando responsabilidades, na consolidação das propostas pedagógicas das escolas da rede pública, na implementação de ações integradas voltadas para a gestão da escola visando à melhoria dos resultados da aprendizagem (GOVERNO DO ESTADO DE SÃO PAULO, 2009b).

Conforme exposto, constata-se que a intensificação dos meios de controle vem acompanhada de um processo indutor da responsabilização, dentro de um modelo organizacional inspirado em metas e resultados. Esse é o caso da implantação do currículo oficial e do esquema de "apostilamento"

25 Conforme destacado pela Seduc-SP, "o método é utilizado desde o planejamento estratégico para o ano letivo e passa por etapas como identificar os desafios, planejar formas de superá-los e implantar as soluções elaboradas. Em conjunto com a associação Parceiros da Educação, que conta com empresas, empresários e organizações da sociedade civil para auxiliar a Secretaria em projetos educacionais, uma experiência-piloto foi realizada em 2016, em 77 escolas da região leste de São Paulo. Disponível em: http://www.educacao.sp.gov.br/gestaoemfoco/. Acesso em: 1 set. 2018.

na rede de Ensino pela Seduc-SP em 2007, cujos conteúdos estão orientados para a matriz do Saresp e tutelados pela plataforma Foco Aprendizagem; vinculam-se aos índices do Idesp e à política de bonificação dos servidores, sob o princípio da meritocracia.

A centralização do processo de monitoramento nesse modelo de gestão aumenta os meios de controle, conforme constatado na implantação da Secretaria Digital, submetida à Coordenadoria de Informação, Monitoramento e Avaliação Educacional (Cima).[26]

A Secretaria Digital foi lançada em 2014, com caráter experimental em algumas escolas. Nas unidades, os professores, o gerente de organização escolar (GOE) e a equipe gestora ficaram com a incumbência de realizar diversas tarefas, como a digitação dos diários de classe, controle de frequência, aproveitamento, calendário, matriz curricular, publicação de concluintes, o planejamento de aulas, ocorrências diversas, entre outras, sem que os profissionais envolvidos tivessem as condições materiais e de tempo necessárias para execução.

O excesso de tarefas (as tradicionais e mais as incorporadas pelas novas formas de monitoramento digitais), a falta de equipamentos específicos, bem como de acesso à internet banda larga, deslocaram atividades do espaço escolar e da respectiva jornada de trabalho para o ambiente domiciliar. Esse fato gerou a ampliação da jornada de trabalho sem a devida remuneração e o custeio de despesas decorrentes.

Apesar da criação de um sistema digital que visava uma maior eficiência da burocracia, nota-se que os procedimentos e registros documentais, de forma manual, não foram abolidos, o que gerou duplicação do trabalho.

26 A plataforma Secretaria Escolar Digital (SED) foi instituída pela Resolução SE n. 36, de 25 de maio de 2016. Há ainda o São Paulo Sem Papel, um programa do governo do Estado de São Paulo que visa reduzir ou eliminar gradualmente o trâmite de papel entre os órgãos da administração estadual, e também na relação do governo com os municípios e com o cidadão. O programa prevê ações de desburocratização e a adoção de processos de tramitação e controles de demanda totalmente digitais. Cf. mais informações em: http://www.prodesp.sp.gov.br/Hotsite-Sem-Papel/index.html.

Com a publicação da Resolução SE n. 36, de 25 de maio de 2016 (GOVERNO DO ESTADO DE SÃO PAULO, 2016), as tarefas da Secretaria Digital tornaram-se obrigatórias nas escolas, apesar das precariedades do sistema informatizado proposto e da ausência de suporte técnico e material nas unidades administrativas.

Nessa conjuntura, há intensificação da influência do setor empresarial a partir da implantação do projeto de reorganização gerencial da Secretaria da Educação.[27] A reorganização, focada nas metas e resultados, promoveu uma maior divisão de atribuições das coordenadorias, multiplicando a solicitação de demandas na esfera central da Seduc-SP, subjugando ainda mais as Diretorias Regionais de Ensino (DER) e as escolas, apesar do discurso de descentralização, autonomia e gestão democrática; por sua vez, esse movimento é replicado nas diretorias de Ensino, com a criação dos centros e núcleos, com seus respectivos diretores, que, igualmente à instância central, passam a demandar sobremaneira as escolas.

A centralização do projeto de reorganização da Seduc-SP idealizado está expressa na redação do art. 26 do Decreto n. 57.141, de 18 de julho de 2011, ao abordar a articulação entre as unidades administrativas, como segue:

> Da Articulação entre as Unidades
> Art. 26 - As atribuições da Secretaria da Educação serão exercidas com forte articulação entre as unidades da estrutura, de forma a assegurar:
> I - a coordenação central no processo de elaboração, consolidação e execução orçamentária;
> II - o processo unificado de aquisição de bens e serviços em níveis central e regional;
> III - o fornecimento e a administração centralizada de serviços administrativos comuns;
> IV - a orientação técnica e normativa emanada das unidades centrais para as correspondentes unidades descentralizadas nas Diretorias de Ensino;
> V - o esclarecimento e o atendimento das necessidades na operacionalização do Ensino na região, emanadas das Diretorias de Ensino para as unidades centrais responsáveis (GOVERNO DO ESTADO DE SÃO PAULO, 2011a).

27 Decreto n. 57.141, de 18 de julho de 2011 (GOVERNO DO ESTADO DE SÃO PAULO, 2016).

Os reflexos da reorganização atingem a supervisão de Ensino. Inicialmente, é inserida em um organograma como linha de assessoria do dirigente, sem, entretanto, interligá-la aos demais centros e núcleos da diretoria. Há uma ambiguidade fulcral com relação às competências (poder para sob a norma do direito administrativo), quando consideramos expectativas com relação à prática e ao fazer cotidiano e as atribuições indicadas no art. 72, do decreto supramencionado, conforme transcrito a seguir:

> Art. 72 - As Equipes de Supervisão de Ensino têm, por meio dos Supervisores de Ensino que as integram, as seguintes atribuições:
> I - exercer, por meio de visita, a *supervisão* e *fiscalização* das escolas incluídas no setor de trabalho que for atribuído a cada um, prestando a necessária orientação técnica e providenciando correção de falhas administrativas e pedagógicas, sob pena de responsabilidade, conforme previsto no inciso I do art. 9º da Lei Complementar n. 744, de 28 de dezembro de 1993;
> II - assessorar, acompanhar, orientar, avaliar e controlar os processos educacionais implementados nas diferentes instâncias do Sistema;
> [...]
> V - junto às escolas da rede pública estadual da área de circunscrição da Diretoria de Ensino a que pertence cada Equipe:
> a) apresentar à equipe escolar as principais metas e projetos da Secretaria, com vista à sua implementação;
> b) auxiliar a equipe escolar na formulação:
> 1. da proposta pedagógica, acompanhando sua execução e, quando necessário, sugerindo reformulações;
> 2. de metas voltadas à melhoria do Ensino e da aprendizagem dos alunos, articulando-as à proposta pedagógica, acompanhando sua implementação e, quando necessário, sugerindo reformulações;
> c) orientar:
> 1. a implementação do currículo adotado pela Secretaria, acompanhando e avaliando sua execução, bem como, quando necessário, redirecionando rumos;
> 2. a equipe gestora da escola na organização dos colegiados e das instituições auxiliares das escolas, visando ao envolvimento efetivo da comunidade e ao funcionamento regular, conforme normas legais e éticas;

> d) acompanhar e avaliar o desempenho da equipe escolar, buscando, numa ação conjunta, soluções e formas adequadas ao aprimoramento do trabalho pedagógico e administrativo da escola;
> e) participar da análise dos resultados do processo de avaliação institucional que permita verificar a qualidade do Ensino oferecido pelas escolas, auxiliando na proposição e adoção de medidas para superação de fragilidades detectadas;
> f) em articulação com o Núcleo Pedagógico, diagnosticar as necessidades de formação continuada, propondo e priorizando ações para a melhoria do desempenho escolar dos alunos, a partir de indicadores, inclusive dos resultados de avaliações internas e externas (GOVERNO DO ESTADO DE SÃO PAULO, 2011a, grifos dos autores).

Os verbos que apontam para as ações são genéricos e abstratos. Não explicitam, claramente, o que se espera dos supervisores de Ensino. Diante da dubiedade sobre o que fazer, surgem distorções motivadas por aproximações de tarefas em um espectro de maior domínio individual, considerando a trajetória subjetiva deste profissional, e/ou por discursos desconectados do legal e idealizados diante do confronto com o real.

Contraditoriamente, a suposta eficiência gerencial do empresariado, por não compreender a dinâmica complexa de atuação do supervisor de Ensino no âmbito do sistema, produz um conjunto normativo inconciliável com o ordenamento legal maior, com as necessidades do próprio sistema de Ensino, com as expectativas dos diferentes agentes e, por fim, igualmente incompatível com o diagnóstico, acompanhamento e avaliação, necessários à implementação e proposição de políticas públicas voltadas para a qualidade social da Educação e garantia do direito à Educação.

3. Considerações finais

Ao longo da trajetória histórica da supervisão de Ensino, ocorrem muitas mudanças no perfil exigido para a contratação dos supervisores, com a inclusão de novas atribuições e prescrições que transitam entre o pedagógico e o administrativo. Constata-se que, ao longo dos anos 1970, nas funções fixadas para o supervisor, ancoradas na concepção de trabalho dos inspetores, o aspecto burocrático/administrativo assumiu uma dimensão predominante, forçando a um esvaziamento da função política desse agente, esvaziamento esse conveniente, pois o País vivia o momento de ditadura civil-militar (CHEDE, 2014).

Essa concepção sofreu impactos na década de 1980, com a retomada da função política e uma maior ênfase no pedagógico e na defesa da garantia do direito à Educação, decorrente dos processos democratizantes que marcaram aquele contexto. No entanto, questões deficitárias relacionadas à organização e estrutura das escolas e do sistema como um todo (físicas, de material e pessoal), continuam latentes, mesmo diante de mudanças promovidas na secretaria com a entrada do País no período de redemocratização, iniciado nos anos 1980 e intensificados na década de 1990.

O quadro de falta de pessoal - para suprir as diferentes funções necessárias à concretude da democratização do Ensino em escolas públicas que se inter-relacionam com as atribuições do supervisor - continua.

Nessa trajetória histórica, há de se apontar ainda as mudanças constantes, ora em dispositivos legais, ora tacitamente presentes em tendências práticas disseminadas em discursos hegemônicos, ora na definição das funções e atribuições, que revelam um quadro de condições precárias de trabalho desde suas origens.

Nos anos 1990, no contexto da reforma do Estado sob os critérios da NGP, uma série de medidas e programas foi empregada no sistema estadual de Ensino. Desde o ano de 1995, implantou-se no sistema toda uma agenda política de caráter empresarial em nome da qualidade, da maior racionalidade, da produtividade inspirada em metas e resultados em avaliações externas, com mecanismos de controle centralizado e da cultura de responsabilização. Essas medidas foram aglutinadas e aprofundadas com a maior aproximação do setor empresarial e suas fundações, a partir de 2011, com a criação do Programa Educação - Compromisso de São Paulo.

Consideramos que estamos diante de uma mudança paradigmática na qual, empresários e suas fundações assumem o controle de instâncias internas da Secretaria Estadual de Educação. Esses passam a conceber, planejar, implementar e monitorar o desenvolvimento de políticas públicas que têm, como escopo, a difusão de modelos de gestão empresarial no âmbito educativo. Uma das ações desenvolvidas, em parceria com o governo estadual, diz respeito à fixação de novas regulações para a carreira dos profissionais do magistério, pautadas na produtividade, meritocracia e na bonificação por resultados.

As muitas medidas, de caráter gerencial, foram implantadas sob a propagação de um discurso modernizador da qualidade, de eficiência e eficácia, sem que fossem alteradas as condições concretas de trabalho.

Segundo o levantamento documental realizado ao longo da pesquisa, apuramos que, com essa agenda de modernização do sistema, com novas regulações para a carreira, há um processo de desqualificação da função do supervisor, de desvalorização do seu saber tácito obtido no sistema de Ensino, no cotidiano de trabalho. Esse movimento ocorre dentro de um quadro ambíguo que dicotomiza o pedagógico e o administrativo. Paralelamente a esse, intensifica-se a presença e a ocupação de cargos centrais na Secretaria de Educação por setores ligados ao empresariado; espaço este antes ocupado pelos supervisores de Ensino.

Verifica-se ainda a construção de narrativas que supervalorizam a competência técnica em detrimento da dimensão política. A sobrecarga de tarefas, o ritmo frenético para a realização de atividades, esvaziadas de sentido, conforme relatado no grupo focal, também favorecem esse esvaziamento da função política. Soma-se a essa situação exigências e requisitos no texto da norma para o exercício da função, que situam o supervisor como avaliador, fiscalizador e controlador, sem, entretanto, possuir as condições necessárias seja por intermédio de formação, inicial e continuada, seja pela estrutura e recursos para o desenvolvimento da função.

O gerencialismo difundido e implementado, principalmente via programas, afeta o ambiente, gera relações conflitantes legalmente e produz a desumanização do trabalho.

A complexa trama entre concepções e os marcos legais que definem a supervisão, as características impressas a partir da NGP, as transformações advindas da agenda empresarial para a área educacional e o impacto dos mecanismos de privatização na gestão do sistema de Ensino, constituem alguns dos contornos da profissão e da identidade do supervisor de Ensino.

A partir da compreensão desta realidade posta é possível delinear novos contornos para a profissionalidade e identidade do supervisor de Ensino, articulados com um projeto social emancipatório e com a garantia do direito à Educação. Essa construção passa, necessariamente, pela Pedagogia, ciência que estuda o fenômeno educativo.

Referências

APASE. Sindicato dos Supervisores de Ensino do Magistério Oficial no Estado de São Paulo. O novo modelo de supervisão em versão preliminar. *Jornal Apase*, São Paulo, n. 80, ano XI, 2000.

BALL, Stephen J. *Educação Global S.A.*: novas redes políticas e o imaginário neoliberal. Tradução de Janete Bridon. Ponta Grossa: Editora UFPG, 2014. 270 p.

BALL, Stephen J. Performatividade, privatização e o pós-estado do bem-estar. *Educação e Sociedade*, Campinas, v. 25, n. 89, p. 1105-1026, set./dez. 2004.

BALL, Stephen J. Profissionalismo, gerencialismo e performatividade. *Cadernos de Pesquisa*, São Paulo, v. 35, n. 126, 2005, p. 539-564. Disponível em: http://dx.doi.org/10.1590/S0100-15742005000300002. Acesso em: 16 nov. 2020.

BOYLES, Deron. *American education and corporations:* the free market goes to school. New York: Falmer Press, 2000.

BRASIL. *Lei n. 5.692, de 11 de agosto de 1971.* Fixa Diretrizes e Bases para o Ensino de 1º e 2º graus, e dá outras providências. Brasília, DF, 11 ago. 1971. Disponível em: https://www2.camara.leg.br/legin/fed/lei/1970-1979/lei-5692-11-agosto-1971-357752-publicacaooriginal-1-pl.html. Acesso em: ago. 2021.

BRUNO, Lúcia Emília N. B. Educação e desenvolvimento econômico no Brasil. *Revista Brasileira de Educação*, Rio de Janeiro, v. 16, n. 48, p. 545-62, set./dez. 2011.

CENTRO LATINOAMERICANO DE ADMINISTRACIÓN PARA EL DESARROLLO. *Una nueva gestión pública para América Latina.* Caracas, 1998. Disponible en: https://clad.org/wp-content/uploads/2020/07/Una-Nueva-Gestion-Publica-para-America-Latina.pdf. Acceso en: Ago. 2021.

CHEDE, Rosângela Aparecida Ferini Vargas. *A história da supervisão de ensino paulista*: características institucionais, contradições e perspectivas transformadoras (1965-1989). 2014. 313 f. Tese (Doutorado em Educação) - Faculdade de Educação, Universidade de Campinas, Campinas, 2014.

FERINI, Rosângela Aparecida. *A supervisão de ensino*: características institucionais, mitos tipológicos e perspectivas emancipatórias. 2007. 183 f. Dissertação (Mestrado em Educação) - Faculdade de Educação, Universidade Estadual de Campinas, Campinas, 2007.

FREITAS, Luiz Carlos de. *A reforma empresarial da educação*: nova direita, velhas ideias. São Paulo: Expressão Popular, 2018.

FREIRE, Paulo. *Pedagogia da indignação*: cartas pedagógicas e outros escritos. São Paulo: Ed. Unesp, 2000.

FRIGOTTO, Gaudêncio. *Educação e a crise do capitalismo real.* São Paulo: Cortez Editora, 1995.

GAULEJAC, Vincent de. *Gestão como doença social*: ideologia, poder gerencialista e fragmentação social. Tradução de Ivo Storniolo. Aparecida: Ideias & Letras, 2007.

GOVERNO DO ESTADO DE SÃO PAULO. Assembleia Legislativa do Estado de São Paulo. Decreto n. 5.884, de 21 de abril de 1933. Institui o Código de Educação do Estado de São Paulo. *Diário Oficial,* São Paulo, 21 abr. 1933. Disponível em: https://www.al.sp.gov.br/repositorio/legislacao/decreto/1933/decreto-5884-21.04.1933.html. Acesso em: 16 nov. 2020.

GOVERNO DO ESTADO DE SÃO PAULO. Assembleia Legislativa do Estado de São Paulo. Decreto n. 5.586, de 5 de fevereiro de 1975. Dispõe sobre atribuições dos cargos e funções do Quadro do Magistério. *Diário Oficial*, São Paulo, 5 fev. 1975. Disponível em: https://www.al.sp.gov.br/repositorio/legislacao/decreto/1975/decreto-5586-05.02.1975.html. Acesso em: 16 nov. 2020.

GOVERNO DO ESTADO DE SÃO PAULO. Assembleia Legislativa do Estado de São Paulo. Decreto n. 7.510, de 29 de janeiro de 1976. Reorganiza a Secretaria de Estado da Educação. *Diário Oficial*, São Paulo, 29 jan. 1976. Disponível em: https://www.al.sp.gov.br/repositorio/legislacao/decreto/1976/decreto-7510-29.01.1976.html. Acesso em: 16 nov. 2020.

GOVERNO DO ESTADO DE SÃO PAULO. Assembleia Legislativa do Estado de São Paulo. Decreto n. 57.141, de 18 de julho de 2011. Reorganiza a Secretaria da Educação e dá providências correlatas. *Diário Oficial*, São Paulo, 18 jul. 2011. Disponível em: http://www.al.sp.gov.br/repositorio/legislacao/decreto/2011/decreto-57141-18.07.2011.html. Acesso em: 13 abr. 2011. (2011a).

GOVERNO DO ESTADO DE SÃO PAULO. Assembleia Legislativa do Estado de São Paulo. Decreto n. 57.571, de 2 de dezembro de 2011. Institui, junto à Secretaria da Educação, o Programa Educação - Compromisso de São Paulo e dá providências correlatas. *Diário Oficial*, São Paulo, 2 dez. 2011. 2011b. Disponível em: https://www.al.sp.gov.br/repositorio/legislacao/decreto/2011/decreto-57571-02.12.2011.html#:-:text=Decreta%3A,a%20valoriza%C3%A7%C3%A3o%20de%20seus%20profissionais. Acesso em: 16 nov. 2020. (2011b).

GOVERNO DO ESTADO DE SÃO PAULO. Assembleia Legislativa do Estado de São Paulo. Lei Complementar n. 114, de 13 de novembro de 1974. Institui o Estatuto do Magistério Público de 1º e 2º Graus do Estado e dá providências correlatas. *Diário Oficial*, São Paulo, 13 nov. 1974. Disponível em: https://www.al.sp.gov.br/repositorio/legislacao/lei.complementar/1974/lei.complementar-114-13.11.1974.html. Acesso em: 22 set. 2020.

GOVERNO DO ESTADO DE SÃO PAULO. Assembleia Legislativa do Estado de São Paulo. Lei Complementar n. 201, de 9 de novembro de 1978. Dispõe sobre o Estatuto do Magistério e dá providências correlatas. *Diário Oficial*, São Paulo, 1978. Disponível em: https://www.al.sp.gov.br/repositorio/legislacao/lei.complementar/1978/lei.complementar-201-09.11.1978.html. Acesso em: 16 nov. 2020.

GOVERNO DO ESTADO DE SÃO PAULO. Assembleia Legislativa do Estado de São Paulo. Lei Complementar n. 444, de 27 de dezembro de 1985. Dispõe sobre o Estatuto do Magistério Paulista e dá providências correlatas. *Diário Oficial*, São Paulo, 27 dez. 1985. Disponível em: https://www.al.sp.gov.br/repositorio/legislacao/lei.complementar/1985/lei.complementar-444-27.12.1985.html. Acesso em: 13 jan. 2018.

GOVERNO DO ESTADO DE SÃO PAULO. Assembleia Legislativa do Estado de São Paulo. Lei Complementar n. 836, de 30 de dezembro de 1997. Institui Plano de Carreira, Vencimentos e Salários para os integrantes do Quadro do Magistério da Secretaria da Educação e dá outras providências correlatas. *Diário Oficial*, São Paulo, 30 dez. 1997. Disponível em: https://www.al.sp.gov.br/repositorio/legislacao/lei.complementar/1997/original-lei.complementar-836-30.12.1997.html. Acesso em: 16 nov. 2020.

GOVERNO DO ESTADO DE SÃO PAULO. Assembleia Legislativa do Estado de São Paulo. Lei Complementar n. 1.078, de 17 de dezembro de 2008. Institui Bonificação por Resultados – BR, no âmbito da Secretaria da Educação. *Diário Oficial*, São Paulo, 17 dez. 2008. Disponível em: https://www.al.sp.gov.br/repositorio/legislacao/lei.complementar/2008/lei.complementar-1078-17.12.2008.html#:-:text=Artigo%201%C2%BA%20%2D%20Fica%20institu%C3%ADda%2C%20nos,da%20qualidade%20do%20Ensino%20p%C3%BAblico. Acesso em: 16 nov. 2020. (2008c).

GOVERNO DO ESTADO DE SÃO PAULO. Assembleia Legislativa do Estado de São Paulo. Lei Complementar n. 1.097, de 27 de outubro de 2009. Institui o sistema de promoção para os integrantes do Quadro do Magistério da Secretaria da Educação e dá outras providências. *Diário Oficial*, São Paulo, 27 out. 2009. 2009a. Disponível em: https://www.al.sp.gov.br/repositorio/legislacao/lei.complementar/2009/lei.complementar-1097-27.10.2009.html#:-:text=Institui%20o%20sistema%20de%20promo%C3%A7%C3%A3o,Educa%C3%A7%C3%A3o%20e%20d%C3%A1%20outras%20provid%C3%AAncias. Acesso em: 16 nov. 2020. (2009a).

GOVERNO DO ESTADO DE SÃO PAULO. Assembleia Legislativa do Estado de São Paulo. Lei Complementar n. 1.143, de 11 de julho de 2011. Dispõe sobre a reclassificação de vencimentos e salários dos integrantes do Quadro do Magistério da Secretaria da Educação, e dá providências correlatas. *Diário Oficial*, São Paulo, 11 jul. 2011. Disponível em: https://www.al.sp.gov.br/repositorio/legislacao/lei.complementar/2011/lei.complementar-1143-11.07.2011.html. Acesso em: 22 set. 2011.

GOVERNO DO ESTADO DE SÃO PAULO. Assembleia Legislativa do Estado de São Paulo. Lei Complementar n. 1.164, de 4 de janeiro de 2012 (Atualizada até a Lei Complementar n. 1.191, de 28 de dezembro de 2012). Institui o Regime de dedicação plena e integral – RDPI e a Gratificação de dedicação plena e integral – GDPI aos integrantes do quadro do Magistério em exercício nas escolas estaduais de Ensino médio de período integral, e dá providências correlatas. *Diário Oficial*, São Paulo, 4 dez. 2012. 2012b. Disponível em: https://www.al.sp.gov.br/repositorio/legislacao/lei.complementar/2012/lei.complementar-1164-04.01.2012.html. Acesso em: 20 abr. 2015.

GOVERNO DO ESTADO DE SÃO PAULO. Assembleia Legislativa do Estado de São Paulo. Lei Complementar n. 1.256, de 6 de janeiro de 2015. Dispõe sobre Estágio Probatório e institui Avaliação Periódica de Desempenho Individual para os ocupantes do cargo de Diretor de Escola e Gratificação de Gestão Educacional para os integrantes das classes de suporte pedagógico do

Quadro do Magistério da Secretaria da Educação e dá providências correlatas. *Diário Oficial*, São Paulo, 6 jan. 2015. Disponível em: https://www.al.sp.gov.br/repositorio/legislacao/lei.complementar/2015/lei.complementar-1256-06.01.2015.html. Acesso em: 22 set. 2021.

GOVERNO DO ESTADO DE SÃO PAULO. Secretaria da Educação. *Escolas Prioritárias*. São Paulo: Portal do Governo, 2012. Disponível em: https://www.educacao.sp.gov.br/noticias/escolas-prioritarias. Acesso em: 22 out. 2013. (2012b).

GOVERNO DO ESTADO DE SÃO PAULO. Secretaria da Educação. *Estado lança 10 metas de Educação em São Paulo*. São Paulo, 20 ago. 2007. Disponível em: http://www.saopaulo.sp.gov.br/spnoticias/lenoticia.php?id=87027. Acesso em: jun. 2012. (2012b).

GOVERNO DO ESTADO DE SÃO PAULO. Secretaria da Educação do Estado de São Paulo. *Resolução SE n. 3, de 18 de janeiro de 2013*. Dispõe sobre mecanismos de apoio à gestão pedagógica da escola para implementação de ações estabelecidas pelo Programa Educação - Compromisso de São Paulo. São Paulo, 19 jan. 2013. Disponível em: http://siau.edunet.sp.gov.br/ItemLise/arquivos/03-13-1.HTM?Time=15/08/2014%2017:09:08. Acesso em: 10 jan. 2021. (2013a).

GOVERNO DO ESTADO DE SÃO PAULO. Secretaria da Educação do Estado de São Paulo. *Resolução SE n. 36, de 25 de maio de 2016*. Institui, no âmbito dos sistemas informatizados da Secretaria da Educação, a plataforma "Secretaria Escolar Digital" - SED, e dá providências correlatas. São Paulo, 25 maio 2016. Disponível em: http://siau.edunet.sp.gov.br/ItemLise/arquivos/36-16.HTM?Time=18/10/2020%20 00:04:38. Acesso em: 16 nov. 2020.

GOVERNO DO ESTADO DE SÃO PAULO. Secretaria da Educação. *Resolução SE n. 74, de 6 de novembro de 2008*. Institui o Programa de Qualidade da Escola - PQE. Índice de Desenvolvimento da Educação do Estado de São Paulo - IDESP. São Paulo, 6 nov. 2008. Disponível em: http://siau.edunet.sp.gov.br/ItemLise/arquivos/74-08.HTM. Acesso em: 13 set. 2009. (2008b).

GOVERNO DO ESTADO DE SÃO PAULO. Secretaria da Educação. *Resolução SE n. 90, de 9 de dezembro de 2009*. Dispõe sobre a definição de perfis profissionais e de competências e habilidades requeridos para Supervisores de Ensino e Diretores de Escola da rede pública estadual e as referências bibliográficas do Concurso de Promoção, de que trata a Lei Complementar n. 1.097/2009, e dá providências correlatas. São Paulo, 3 dez. 2009. 2009b. Disponível em: http://siau.edunet.sp.gov.br/ItemLise/arquivos/90-09.HTM. Acesso em: 16 nov. 2020. (2009b).

GOVERNO DO ESTADO DE SÃO PAULO. Secretaria de Estado de Educação. *Programa de Qualidade da Escola*: nota técnica. São Paulo, fev. 2008. 2008a. Disponível em: http://idesp.edunet.sp.gov.br/Arquivos/Nota%20tecnica-2017.pdf. Acesso em: 25 ago. 2009. (2008a).

HABERMAS, Jürgen. *Teoria do agir comunicativo*: racionalidade da ação e racionalização social. Tradução de Paulo Astor Soethe. São Paulo: Martins Fontes, 2012.

HELOANI, Roberto. *Modelos de gestão e educação*: gerencialismo e subjetividade. São Paulo: Cortez Editora, 2018.

HELOANI, Roberto; PIOLLI, Evaldo. *Educação, economia e reforma do Estado*: algumas reflexões sobre a gestão e o trabalho em educação. *Revista Apase*, São Paulo, n. 11, p. 14-21, 2012.

HELOANI, Roberto; PIOLLI, Evaldo. *Gerencialismo, trabalho e desumanização*: alguns apontamentos sobre o sofrimento e o adoecimento na docência. *Revista Apase*, São Paulo, n. 13, p. 30-40, maio 2012.

LEME, Maria Aparecida de Oliveira. *Trabalho prescrito e trabalho realizado*: um estudo da supervisão de ensino em uma diretoria de ensino da rede estadual paulista. 2016. 121 f. Dissertação (Mestrado em Educação: Formação de Formadores) – Programa de Estudos Pós-Graduados em Educação: Formação de Formadores, Pontifícia Universidade Católica de São Paulo, São Paulo, 2016.

LIMA, Licínio. *A escola como organização educativa*. 3. ed. São Paulo: Cortez Editora, 2008.

LIMA, Licínio. Políticas educacionais, organização escolar e trabalho dos professores. *Revista Educação: Teoria e Prática*, Rio Claro, v. 21, n. 38, p. 8-26, 2011. Disponível em: http://www.periodicos.rc.biblioteca.unesp.br/index.php/educacao/article/view/5262. Acesso em: 16 nov. 2020.

MACHADO, Ana Maria Netto. Políticas que impedem o que exigem: dimensões controvertidas na avaliação da pós-graduação brasileira. *Universidade e Sociedade*, Brasília, DF, ano XVI, n. 39, fev. 2007.

PIOLLI, Evaldo. *Identidade e trabalho do diretor de escola*: reconhecimento e sofrimento. 2010. 214 f. Tese (Doutorado em Educação) – Universidade Estadual de Campinas, Faculdade de Educação, Campinas, 2010. Disponível em: http://www.repositorio.unicamp.br/handle/REPOSIP/251484. Acesso em: 16 nov. 2020.

PIOLLI, Evaldo. *Política educacional e gerencialismo*: os programas e projetos da SE-E-SP para a qualidade e suas implicações nas escolas, no trabalho e na saúde dos profissionais do magistério. Suplemento Pedagógico Apase, São Paulo, jul. 2013.

PIOLLI, Evaldo; HELOANI, José Roberto Montes; PIOLLI, Gisiley Paulim Zucco. *A participação do setor empresarial nas políticas educacionais no Estado de São Paulo (Brasil) e suas implicações no trabalho docente*. *In:* SEMINÁRIO INTERNACIONAL DE LA RED ESTRADO, *11.*, 2016. México. Disponível em: http://redeestrado.org/xi-seminario/pdfs/eixo2/87.pdf. Acesso em: 16 nov. 2020.

RAVITCH, Diane. *Vida e morte do grande sistema escolar americano*: como os testes padronizados e o modelo de mercado ameaçam a Educação. Tradução de Marcelo Duarte. Porto Alegre: Sulina, 2011.

SÃO PAULO (Estado). Secretaria da Educação. Coordenadoria de Estudos e Normas Pedagógicas. *Legislação de Ensino Fundamental e Médio*: Estadual. Organização e revisão: Leslie Maria José da Silva Rama. São Paulo: SE/CENP, 2010. v. LXIX

SAVIANI, Demerval. A supervisão educacional em perspectiva histórica: da função à profissão pela mediação da ideia. *In:* FERREIRA, Naura Syria Carapeto (org.). *Supervisão educacional para uma escola de qualidade*: da formação a ação. São Paulo: Cortez Editora, 1999. p. 13-38.

SAVIANI, Dermeval. Supervisão educacional e transformação social. *Revista Apase*, São Paulo, ano XI, n. 13, maio 2012.

SCHULTZ, Theodore W. Investment in human capital. *The American Economic Review*, Carolina do Sul, v. 51, n. 1, p. 1-17, Mar. 1961.

CAPÍTULO II

A identidade e o trabalho do supervisor de Ensino

Evaldo Piolli
Rosângela Ferini Chede

> *"[...] a identidade nada mais é que o resultado a um só tempo estável e provisório, individual e coletivo, subjetivo e objetivo, biográfico e estrutural, dos diversos processos de socialização que, conjuntamente, constroem os indivíduos e definem as instituições"*
> (Claude Dubar).

1. Introdução

Nesta etapa do trabalho, abordaremos os processos que, fundamentalmente, envolvem a construção identitária desses profissionais imbricada nas relações concretas e nas experiências vivenciadas no espaço laboral. Essas experiências estão inscritas por processos contraditórios de expectativas, frustrações e impossibilidades no exercício da função desde o início.

O papel do supervisor pode ser relacionado a tensões entre: fiscalizar *versus* apoiar; burocrático *versus* pedagógico; expectativas *versus* prescrições; supervisão na escola pública *versus* supervisão na escola privada; trabalho individual do supervisor *versus* trabalho coletivo da equipe de supervisão; pensar *versus* executar. O sistema de Ensino pode ser considerado em termos das relações entre secretaria e diretoria de Ensino; relações diretoria de Ensino e escola; público e privado; ingerências partidárias e políticas em distintas instâncias.

São constituidores dessa identidade os conflitos nas relações de trabalho e as tensões entre: autonomia *versus* heteronomia, reconhecimento *versus* não reconhecimento, valorização *versus* não valorização; prazer *versus* sofrimento e identidade socialmente atribuída *versus* identidade subjetivamente apropriada.

Como forma de exposição dos pontos apresentados anteriormente, partimos de uma breve explanação e conceituação da relação entre o trabalho e a construção da identidade para, em seguida, analisarmos os excertos dos depoimentos que tratam do início da carreira, das expectativas, as frustrações e o choque de realidade.

Em um segundo momento, analisamos essa tensão que se desdobra na percepção desses profissionais sobre as mudanças recentes e contínuas e seus efeitos na carreira, fundamentalmente a autonomia no trabalho quanto ao planejamento e controle diante das prescrições da SEE.

Outro ponto aqui analisado, decorrente dos depoimentos no grupo focal, foi o dos efeitos do modelo gerencial das relações humanas no trabalho, no coletivo de trabalho determinado pela agenda empresarial e o gerencialismo.

2. Trabalho e identidade

A identidade é construída socialmente e envolve contextos históricos e simbólicos. As identidades pessoais não se restringem, portanto, a designações singulares de si, mas são construções sociais partilhadas intersubjetivamente no campo social, ou mesmo na vida profissional. Conforme destaca Ciampa (*In:* LANE; CODO, 1984), a identidade se inscreve em uma totalidade concreta, múltipla e contraditória, estando em constante metamorfose. Ainda de acordo com Piolli (2014), tais características identitárias, construções de linguagem acompanhadas por processos de racionalização nos quais dois elementos se fundem: de um lado, a trajetória subjetiva (história pessoal) e, de outro, o contexto da ação determinado pela situação, em um espaço dado e culturalmente marcado.

Entendemos que a identidade é constituída na relação dialética com a sociedade, no processo de trabalho que, dentro de relação capitalista, torna-se central nos processos de identificação dos sujeitos. Admitimos, pois, em nosso contexto, a centralidade do trabalho nas identificações profissionais e na vida social. Não se trata, contudo, de ressaltar o trabalho como a única forma de identificação pessoal, mas de destacar sua importância na constituição da própria imagem e na identificação com os outros.

No trabalho, são os elementos simbólicos que estão em movimento. Contudo, o descompasso entre o que se deseja e o que está instituído, entre as potencialidades do trabalhador e as possibilidades objetivas de desenvolvê-las ou utilizá-las, é gerador de tensões, conflitos e sofrimento psíquico. O bloqueio da energia profissional ou seu subemprego, em função da rigidez ou mesmo das imposições da organização do trabalho, é fonte do sofrimento psíquico ou mesmo do adoecimento do trabalhador. A autoimagem idealizada, narcisista, tende a ser substituída pela identidade deteriorada (GOFFMAN, 1975).

O trabalho é fundamental nos processos de autoidentificação dos sujeitos na relação com a sociedade. Na direção do que estamos abordando, entendemos que a identidade do trabalhador, portanto, é constituída, socialmente na relação dialética, com os papéis e as representações sociais precedentes e com o grupo de trabalho.

Entende-se por grupo todos os sujeitos inseridos na organização do trabalho. Nessa perspectiva, acreditamos que o homem, ao mesmo tempo que é constituído, também constitui o processo de trabalho.

As interações do trabalhador são intensas e ocorrem com uma gama variada de atores sociais que participam, ativamente, do cotidiano do trabalho. Tais atores são fundamentais, uma vez que participam, ativamente, do processo de reconhecimento e de autoidentificação do trabalhador. No entanto, essa relação com a organização do trabalho nem sempre conduz o sujeito no sentido da autorrealização com a canalização de suas expectativas. No caso dos supervisores, os pares, os agentes interlocutores da administração central, o dirigente regional, os diretores de escola e os professores são fundamentais nesses processos de reconhecimento.

Como qualquer outro trabalhador, o supervisor aparece submetido a um tipo de relação que se processa dessa maneira; poderá, ao longo de sua trajetória profissional, vir a ter sua identidade afetada. O trabalhador pode construir, ao longo de sua trajetória profissional, uma identidade deteriorada (GOFFMAN, 1975), ou ainda, como afirma Dejours (2007), pode repercutir uma imagem de indignidade pelo grau de objetivação imposta pela própria organização e por condições de trabalho.

É no âmbito das relações capitalistas de produção e no âmbito das formas organizacionais de dominação e controle que o trabalho surge como uma categoria legítima de identificação, uma vez que emerge carregado de um significado simbólico que alia a história passada, o presente e a projeção de vida futura dos sujeitos.

Da mesma forma, o fato de ser reconhecido no trabalho e de estabelecer relações, ainda que conflituosas, tem efeitos na construção da identidade. O trabalho não pode ser reduzido, portanto, a uma mera troca econômica (tempo contra salário) ou a uma simples dimensão estatutária relacionadas a questões de autoridade ou às prescrições da atividade, ou seja, por questões exteriores à subjetividade.

A interação do sujeito com o trabalho não ocorre de um modo estritamente técnico, físico ou cognitivo. Na abordagem da psicopatologia do trabalho, as relações com as pressões técnicas aparecem envolvidas em um contexto intersubjetivo. As questões de ordem técnica são sempre secundárias, pois estão mediatizadas pelas relações hierárquicas, "relações de solidariedade, relações de subordinação, relações de formação, relações de reconhecimento, relações de luta e relações conflituais" (DEJOURS, 1994, p. 138).

Parte significativa da nossa identidade é determinada pelo olhar do outro nos processos interativos, principalmente pelo reconhecimento que somos capazes de provocar nos outros. Pois, à medida que o trabalho assume, cada vez mais, a centralidade na vida do indivíduo, o pertencimento a um grupo, no qual possa demonstrar sua capacidade de criação e realização, torna-se crucial.

3. Expectativas e frustrações no início da carreira: o choque de realidade

Nos depoimentos analisados, a experiência relacionada ao início da carreira na supervisão foi, amplamente, destacada pelo fenômeno do "choque de realidade" que, aqui, vamos tratar como um fenômeno que compreende o confronto entre as expectativas do sujeito trabalhador com a realidade do trabalho. Como nos ensina Huberman (1995), quando analisa o ciclo de vida dos professores, significa dizer que o choque de realidade ocorre quando o profissional se vê diante de uma realidade, nem sempre aquela idealizada por ele em sua formação inicial, o que faz que seus conhecimentos sejam "colocados em xeque".

Para análise desse choque de realidade, fazendo a devida apropriação do que Tardif (2002) aponta, destacamos a insegurança e submissão, isolamento do grupo e conformismo às normas e regras. A organização do trabalho surge aí como sendo o espaço real que envolve os meios de produção (base tecnológica e organizacional) e as relações sociais, um sentido objetivado com o qual o trabalhador se defronta (PIOLLI, 2014).

Esse confronto, para muitos dos entrevistados, via de regra, ocorreu carregado de angústias e frustrações. Em geral, as falas apontam para questões relacionadas aos problemas de adaptação e ao acolhimento nas diretorias de Ensino, e também às expectativas de atuar mais no campo pedagógico que se defrontam com as demandas burocráticas e as tarefas de caráter administrativo, reduzidas a um ativismo. O sentimento de que, como professor, coordenador ou diretor se sentia mais realizado e reconhecido foi algo recorrente nos depoimentos colhidos no grupo focal.

Segundo Piolli (2014, p. 42)

> O trabalhador pode repercutir uma imagem de indignidade, ao executar uma tarefa pouco significativa, sem envolvimento material ou afetivo. A falta de "significação, a frustração narcisista, a inutilidade dos gestos, formam, ciclo por ciclo, uma autoimagem pálida, feia e miserável" (DEJOURS, 2007, p. 49). Executar uma tarefa sem o envolvimento afetivo ou material exige "esforço de vontade" que será suportado, em determinadas circunstâncias, em um jogo de motivação e desejo.

O depoimento de Nelson[28] apresenta sua motivação inicial, entendendo que a supervisão se aproximava das suas crenças na Educação, mas, ao longo dos oito anos de exercício nessa função, restou a decepção.

> Eu tive esta oportunidade há quinze anos, de ter contato com supervisores, que chegavam às escolas e ouviam, minimamente, os professores, a equipe e foi isso que me moveu ao trabalho na supervisão de Ensino. "Olha, que legal, esse trabalho é interessante, aproxima-se do que acredito, do que é Educação!" Estou há oito anos na supervisão de Ensino, e decepcionado [...] E esses oito anos têm sido isso. A expectativa que eu tinha da supervisão foi superada pelo tarefismo, por esse modelo que nunca se sabe o que acontece na próxima segunda-feira, às 8 horas da manhã. É isso.

Claudia relatou sua experiência pessoal como professora e coordenadora, quando se sentia reconhecida. Na supervisão, sua expectativa era a de que "seria mais útil"; no entanto, ela se sente "exilada". Ainda pensa em voltar para a sala de aula.

> [...] Eu tinha uma ligação com as escolas onde trabalhava, com meus alunos, que dava sentido a minha profissão. Aí planejava minhas aulas e, apesar de difícil, sempre trabalhava no pico da adolescência e gostava muito; adorava os grandes desafios dos nonos anos, com meninos no início da puberdade. Todo ano era paraninfa!

28 Nos depoimentos, foram utilizados nomes fictícios, para preservar o anonimato dos depoentes (N.A.).

> Os alunos reconheciam meu trabalho, exigente e, ao mesmo tempo, carinhoso. Ao longo dos anos na coordenação, os professores davam sentido ao meu trabalho ao final de cada ano, após tanto trabalho. Fui para a vice-direção e a mesma coisa. E aí, enfim, para a supervisão, achando que seria mais útil. Doce ilusão! A vontade era de voltar para casa [...]. Foi difícil [...]. Mudei o local de trabalho e agora quero voltar, mas no momento não posso. Estou exilada [...].

Helena também fala de humilhações sofridas no início da carreira, angústias quanto ao seu papel e a realização das tarefas, bem como as dificuldades para encontrar um espaço para troca de conhecimentos e de experiências sobre o fazer pedagógico e sobre a escola de qualidade.

> Sabe aquele sonho mesmo e eu vou morrer com ele, porque não desisto disso, uma escola que, realmente, sirva a quem é de direito. Aquele aluno que não tem lugar para onde ir, ele tem que ser feliz ali. Eu imagino que esse é o primeiro ponto. E eu não me achava naquele lugar onde assinava o papel, tratava de pagamentos de professor, abertura de escola [...]. Não precisava fazer muito, só precisava ir à escola pra fazer juntada de documentos, para fiscalizar [...]. Não havia tempo para sentar, conversar e discutir com o diretor que escola era aquela, como era a formação. E pensava: "Mas e o aluno? E a direção? Como é que ficariam?"

As contradições entre as expectativas, as condições de trabalho e a realidade posta são, constantemente, apontadas pelos supervisores ao relacionarem sua trajetória e o momento atual na supervisão. A angústia por não conseguir constatar a materialidade de seu fazer articulada a um projeto de escola pública com qualidade social transparece nas falas. Stela considera que tinha mais condições para "realizar" um trabalho transformador como diretora. Ela afirma:

> [...] tinha na mão a ferramenta, o dinheiro, a comunidade para me articular e, como supervisor, eu tenho a ferramenta na mão do outro. Então me via com aquele sentimento do colega de que é um mero portador. A gente é um portador, um portador de leis, portador de programas [...].

A situação vivida por Stela é partilhada por Helena, ao relatar sua frustração com a função de supervisor, quando defrontou seu plano idealizado de contribuir para a melhoria da qualidade com a realidade de trabalho. O papel idealizado se vê confrontado com prescrições e expectativas de papéis do trabalho na supervisão. Segundo Helena, na ausência de perspectivas e mudanças no ambiente de trabalho, surge o sentimento de se entregar.

> "E agora? O que eu sou aqui? O que estou fazendo aqui?" Não sabia mais quem eu era e ficava desesperada [...]. É muita loucura. Eu me sentia mal. Eu já tinha conversado com a minha família e tinha decidido que não iria mais ficar na supervisão.

Os conflitos e as tensões expostos anteriormente revelam que a imersão inicial na função de supervisor quase sempre foi marcada por um grande descompasso entre as expectativas pessoais e as condições efetivas garantidas pela secretaria, o que, a nosso ver, tem relação direta com a construção da identidade desses profissionais.

A perda da dimensão intelectual do trabalho diante dos atuais processos gerenciais empregados pela secretaria é relatada por Paula. Ela destaca o esvaziamento das características reflexivas do supervisor que foi substituído pela figura do tarefeiro.

> Na verdade, sinto mais falta das características do supervisor reflexivo, polêmico, até malvisto por conta disso. Essas características se perderam. O que vemos é o aumento do "parecerismo", do "preciso cumprir", "preciso entregar esse produto"... Sinto que, de alguma forma, a equipe da secretaria foi muito hábil em implementar, aos poucos, o gerencialismo, porque as questões foram vindo e a gente foi [...] e a gente foi fazendo. E assim [...] a despeito de algumas conquistas que a gente já tinha.

Esse mesmo questionamento é feito por Gilmar, que entrou na supervisão pensando em trabalhar na formação de professores e gestores, no entanto, viu-se diante de exigências e mudanças contínuas de orientação no exercício do cargo que, segundo ele, foram limitando o trabalho e a ação do supervisor. No seu relato, o supervisor tem sido visto por alguns como um agente de governo e não de Estado.

> Falei para nossos pares da supervisão que somos agentes de Estado e não agentes de governo, como acham alguns. Essa situação é bastante complicada cada vez que muda o governo. Nesse quadro, as concepções que trago da minha formação mudaram e hoje jogo no lixo o passado.

A secretaria vem delimitando e exigindo que o papel do supervisor seja o de fiscalizar; entretanto, a prática é contraditória, como relata Pedro. Em sua fala, ele destaca:

> Nós vamos à escola para poder discutir os seus problemas, para ajudar e apoiar em algumas situações [...]. Não dá para supervisionar a escola se você não tem bom senso, dadas as condições oferecidas pelo sistema de Ensino no Estado.

A seguir, Pedro continua:

> [...] a secretaria impõe uma prática de fiscalização aos supervisores, mas não nos dá respaldo na medida em que, quando orienta um diretor de escola a respeito de uma legislação e essa mesma legislação, muitas vezes, é alterada logo depois com um simples correio eletrônico, que altera e muda o direcionamento daquela orientação anterior... O que você faz? Como fica perante a escola?

Ainda segundo ele, o esquadrinhamento, como fiscalizador, restringe a possibilidade de uma ação supervisora mais colaborativa, de "parceria com o diretor de escola".

> Em muitas situações, o grupo de supervisão tem ficado de mãos atadas, sem saber o que fazer, sem saber os direcionamentos que devem ser feitos, porque parece que a secretaria está interessada somente na culpabilização e na responsabilização, independentemente de qualquer coisa.

A legislação, que deveria ser um instrumento a serviço para a garantia do direito à Educação, acaba sendo afetada pela lógica do improviso. E regulamentações que deveriam transmitir segurança à ação dos agentes de Estado acabam por confundir e até mesmo desmoralizar e enfraquecer a atuação dos supervisores, pois, por estarem na linha de frente, reproduzem ordens alteradas antes mesmo de serem informados a respeito.

O supervisor confronta suas expectativas a essa lógica de precarização e a frustração passa a representar o ingresso na supervisão.

4. A percepção dos sujeitos da pesquisa sobre o trabalho e as mudanças

No que concerne à percepção dos sujeitos da pesquisa sobre seu trabalho e seu papel, devemos destacar a constante tensão entre fiscalizar ou apoiar escolas e os diretores, entre o aspecto burocrático e o pedagógico.

Como já explicitado anteriormente, o papel do supervisor pode ser relacionado a tensões entre: fiscalizar *versus* apoiar; burocrático *versus* pedagógico; expectativas *versus* prescrições; supervisão na escola pública *versus* supervisão na escola privada; agente de Estado *versus* agente de Governo; trabalho individual do supervisor *versus* trabalho coletivo da equipe de supervisão; pensar *versus* executar. O sistema de Ensino pode ser considerado em termos das relações entre secretaria e diretoria de ensino; relações Diretoria de Ensino e escola; público e privado; ingerências partidárias e políticas em distintas instâncias.

Para efeitos de exemplificação, apresentamos a seguir o relato de Adriana. Ela relaciona seu trabalho e seu papel com o de uma mediadora que atua na resolução de problemas interpessoais.

> Nosso grande trabalho hoje é nas ATPCs, na mediação para contornar/solucionar conflitos de relacionamentos, pois as pessoas andam muito estressadas. Um fala uma coisa, o outro já replica. Eu fiz curso de mediação e até gosto desse trabalho, procuro sempre tentar solucionar os problemas antes de encaminhamentos que possam levar a processo administrativo. Acho que esse é o nosso trabalho na escola: tentar resolver os problemas da melhor maneira possível, sem deixar que cresçam demais.

Essa posição "mediadora", segundo o entendimento dessa supervisora, no entanto, fica relativizada diante de imposições e solicitações frequentes dos órgãos centrais. Também se percebe um conflito de papéis, haja vista esta competência não ser pertinente à supervisão. A prática do bom senso e do "cada um age a partir de onde veio" (origem e trajetória na carreira) acabam por gerar várias concepções diferentes para representar a supervisão.

Ter de lidar com as mudanças (incluindo de concepções) e solicitações constantes e diversas emanadas dos órgãos centrais da secretaria dificulta o entendimento sobre o "ser supervisor", bem como para o planejamento do trabalho, a clareza de atribuições e o acompanhamento das escolas.

As mudanças constantes na política de governo e na forma de gestão da secretaria, segundo Mariana, acabam por comprometer o trabalho.

> Eu vivo constantemente tensa. Não consigo planejar minha agenda. Que caminho vou seguir na segunda-feira, às 8 horas da manhã? Eu tenho que mudar, às vezes, totalmente a minha agenda por questões imediatistas da secretaria. A gente pauta, planeja, organiza e, ao final, não realiza. Percebo essa situação lá na ponta. A escola também não consegue priorizar o trabalho pedagógico. O nosso sonho de supervisor, de ver uma escola ideal funcionando, ver o resultado do nosso trabalho, fica distante [...].

Essa frustração por não verem o resultado do trabalho e em razão de mudanças constantes se manifesta no adoecimento dos supervisores. Os supervisores apontam para uma ausência de rotina e de possibilidade mínima de organização do trabalho. Em decorrência da dificuldade de planejar e organizar o cotidiano da DER, pode-se observar a extensão da jornada de trabalho para o ambiente familiar, gerando uma sobrecarga de atividades. As frustrações agravam-se, surge o adoecimento e a medicação aparece como consequência nesse cenário.

Mariana relata que foge de algumas situações: "Chega [*sic*] sábado e domingo, eu preciso desligar para poder manter a minha saúde mental, porque, se eu levo para casa o trabalho do meu dia a dia, me sinto frustrada".

Nelson, que tem experiência como professor, coordenador e diretor, destaca outro problema que afeta a supervisão, qual seja, a desvalorização.

Outra face do processo de precarização advindo das mudanças constantes.

> Já passei por todos os setores da Educação desde 1989. Eu atuei como professor, fui coordenador na primeira turma de coordenadores de São Paulo, atuei na escola padrão, ingressei como diretor em 2001 e como supervisor em 2005. Isso me permitiu conhecer todas as pessoas dentro da escola, inclusive por nomes. Apesar disso tudo, parece assim: quanto mais experiência você tem, mais é subestimado. Hoje em dia, parece que ter experiência como supervisor não dá Ibope. Parece que a coisa tem sido conduzida para que você cumpra tarefas, somente [...].

A partir dos depoimentos apresentados, fica evidente o impacto do modelo de gestão empregado pela SEE, que reduz o trabalho criativo e reflexivo ao cumprimento de tarefas e que intensifica a disseminação de uma cultura de culpabilização, atrelada ao desempenho por resultados, gerando uma forte pressão no ambiente de trabalho. Segundo Nelson,

> O que importa, hoje em dia, é o fazer, um cumprir tarefas. As reuniões [com dirigentes] não são planejadas; apresentam uma gama imensa de conteúdos, mas que não levam a nada. E, nessa lógica, alguém precisa pagar por tudo e aí começa a culpabilização [...] alguém que está fazendo o serviço, mas que acham que não está sabendo fazer. Essa situação tem provocado uma doença muito grande, uma doença psíquica. Há extrema pressão, muita pressão.

Nessa lógica de organização gerencial, os efeitos sobre o trabalho coletivo rapidamente são sentidos. Para Sueli, a gestão empregada na secretaria promoveu mudanças de comportamento.

> O que eu sinto muito na supervisão é a mudança de comportamento, essa ausência de cooperação, solidariedade, de trabalho coletivo. Eu estudei tanto lá no meu concurso de 1986 [...] três fases [...] eu me lembro dos autores, do trabalho coletivo, do grupo de supervisão. E tudo isso foi se perdendo. Essa foi a grande mudança que ocorreu na supervisão e que eu sinto hoje muito forte lá na nossa sala.

De acordo com o depoimento dessa profissional, tal mudança ocorre muito em função das ingerências partidárias na secretaria e nas diretorias de

Ensino. Destaca-se a influência do partido na indicação de dirigentes e diretores de escola designados na região. A supervisora destaca que "não existe política educacional, existe só um feudo e o ambiente de poder do PSDB".

Adriana retrata a dificuldade em dar continuidade a um plano de trabalho no âmbito da diretoria de ensino em que trabalha. As constantes mudanças exigem adaptações contínuas.

> Muda o governo, muda o dirigente. Muda-se de dirigente no meio do governo. Nesse governo é o terceiro dirigente e cada um que vem... vem do jeito que vem. Ele vem com as suas propostas e a gente vai tentando se adequar.

Com base nos relatos de Adriana e Mário, as interferências do(s) governo(s) ocorrem atreladas a mudanças contínuas na gestão. No caso de Adriana, que atua há quarenta anos nos quadros da secretaria, as constantes reformas revelam um quadro de descontinuidades e de projetos inconclusos com efeitos na aprendizagem dos alunos no âmbito do sistema. Ela afirma:

> Bem, há uma grande interferência do governo no nosso trabalho. Então, a gente começa uma pauta de trabalho, começa um programa, um projeto e daqui a pouco pedem para mudar. E eu que estou há quarenta anos nesse trabalho, atuando em dois cargos – um de que já me aposentei e este segundo na supervisão – já passei por todas as reformas possíveis e imagináveis. E o ruim é que a gente não conclui nada. Quando a gente está engatilhando, melhorando alguma coisa, muda-se o secretário, mudam-se os programas, mudam-se os projetos. Na parte referente ao ensino e a aprendizagem, acho que há um retrocesso de anos; cada novo ano que chega, parece que vem para piorar o que já estava ruim.

As mudanças contínuas e o ritmo foram destacados por Mário, que percebe em seu cotidiano de trabalho o enquadramento na agenda "imediatista" ditada pela secretaria.

> Estou há oito anos na supervisão de Ensino e decepcionado. Porque, eu sinto que, nos últimos dez anos, o papel do supervisor tem sido esse de "vai [...] percorre lá agora pra fazer isso [...] volta pra fazer aquilo". E todo o nosso trabalho, a nossa experiência, parece não ajudar diante desse estilo de gestão

> e do ritmo. Estou falando da experiência da minha diretoria, mas ouço de colegas de outras regiões que também passam por essa mesma situação. Nos últimos anos entramos nesse ritmo. Quando tem reunião de supervisor de Ensino, os interesses imediatistas da secretaria ficam em primeiro plano. Há uma visão de senso comum, um olhar básico, até nos colegas, e a situação fica meio desgastante. "Lá vou eu para a escola... lá vou eu falar disso de novo". Nesse ritmo que a colega colocou, todo esse tempo e não muda. E, quando há uma mudança, é uma mudança que não olha minimamente para o nosso trabalho.

A partir dessas análises, consideramos que os papéis se constituem como categorias legítimas vivenciadas intensamente pelos indivíduos. O trabalho impõe, permanentemente, transformações identitárias para acompanhar as modificações, o ritmo e as mudanças contínuas. Os fluxos e a intensidade das mudanças, sem os devidos diálogo e percepção das condições de trabalho, impactam, negativamente, na realidade com que se defrontam os supervisores. Mário é enfático ao ressaltar que os "interesses imediatistas da SEE ficam em primeiro plano".

Paula, por sua vez, relata os movimentos, momentos vividos ao longo da carreira e as mutações mais recentes decorrentes do gerencialismo e das formas de controle empregadas pela secretaria. Essas mutações afetaram o trabalho coletivo, circunscrevendo a atuação cotidiana, rica em seu potencial pedagógico, de diagnóstico, avaliação e intervenção, em uma função estritamente fiscalizadora. A essência da atuação dos supervisores para a garantia do direito à Educação e à aprendizagem esvazia-se por intermédio de um ativismo irreflexivo. Segundo ela,

> [...] Nas reuniões com o dirigente, os encaminhamentos de trabalho são tratados no período da manhã e outras questões ficam para a tarde, na hora de estudos [...] a partir do decreto da reestruturação da secretaria, paulatinamente, os instrumentos de controle aumentaram e fizeram com que a gente se voltasse mais para a função fiscalizadora [...] O que estou chamando de "instrumentos de controle"? Os resultados do Saresp, que demandam conversas com as escolas, sempre centradas nas metas: "Atingiu a meta?" Se não atingiu, "por quê?" A implementação do Idesp, do currículo do Estado de

> São Paulo [...]. Precisamos apontar os instrumentos de controle [utilizados] para ver se estavam ou não "usando o caderninho", entretanto, sem acompanhar o como e o porquê isso acontecia de fato. E, assim, paulatinamente, a secretaria foi habilmente implementando pequenos instrumentos de controle no cotidiano, lá na ponta, gerando um "tarefismo" maior para o supervisor.

Como já apontamos, o gerencialismo vai introduzindo, mesmo que de forma camuflada, novos meios de controle e de produtividade do trabalho, modificando relações pela individualização, elaboração de relatórios infindáveis, com efeitos diretos sobre o trabalho coletivo. No caso, as avaliações externas e o controle "focado" nos resultados, empregados no sistema de Ensino, e mais, atrelados a um processo de responsabilização dos trabalhadores, o *accountability*, acentuam esse processo.

Outra mudança a ser citada é a subversão do pedagógico. Apesar de os discursos enfatizarem o ensino e a aprendizagem, as tarefas solicitadas fundamentam-se em formulários e relatórios com viés exclusivamente burocrático de resultados, esvaziados de sentido e ausentes de momentos preparatórios para uma reflexão dialógica.

Os dados gerados no grupo focal denunciam que tais medidas produziram mudanças substanciais na organização do trabalho dos supervisores de Ensino, amplificando as funções e o volume de tarefas. As constantes modificações e tendências no perfil de competências e habilidades desses profissionais retratam a clara contradição que envolve as condições efetivas de trabalho desses profissionais. Exemplo pode ser verificado no distanciamento entre o discurso da qualidade e da melhoria advinda do modelo de gestão empresarial no sistema, quando comparados com o contexto e a realidade de trabalho e de valorização concreta dos supervisores, quer seja na carreira, quer em sua atuação.

A política do bônus adotada pela secretaria, como mecanismo para estimular a produção de resultados, que atrela as metas estabelecidas a uma "bonificação salarial", é caracterizada por Rogério como humilhante. Em sua fala, destaca a competição e a frustração dos trabalhadores no sistema de Ensino submetidos a essa política. O esforço em produzir resultados, a angústia advinda da incerteza em "ganhos extras" conduzem os trabalhadores à frustração. Ele ainda ressalta:

> [...] uma política de bonificação que é uma humilhação [...] Em uma mesma escola ver um professor de Ensino Fundamental que recebeu o bônus e o outro que não; quando você vê aquela diretora empenhada não receber um centavo e a outra também empenhada receber algo. Isso, do ponto de vista da saúde, me afeta muito. Afeta porque você pensa: "E agora?" [...] Como popularmente dito: "Vou ficar com cara de paisagem lá na escola? Como motivar a equipe? Como que eu falo de seriedade se nós somos profundamente enganados?" [...] A forma como eu penso, as minhas leituras, são o que não me deixa cair nessas condições de saúde degradante. A forma para se preservar é escrever e manifestar-se contrariamente a tudo isso que está errado, apontar que não funciona.

Rogério aponta que essas políticas não resultaram em melhorias concretas, dizendo que esse projeto foi construído com essa finalidade de humilhar os profissionais. Ele afirma que "faz parte de um projeto, olha só, nós fomos enganados". E complementa:

> [...] busquem as primeiras manchetes da Secretaria da Educação no Google, no início do governo Serra e do Paulo Renato ou desse atual. Anunciam: "Seremos a melhor Educação em 2030". E com o discurso da qualidade, do capital humano [...] sabe-se lá em 2030.

Para finalizar, Rogério aponta que essas políticas promovem um quadro de adoecimento dos profissionais da Supervisão e da Educação em geral, afirmando que tem feito movimentos para resistir ao modelo de gestão empregado, e enfatiza: "Eu não preciso do Instituto Ayrton Senna, Fundação Lemann, nós sabemos, nós sabemos".

As contradições das políticas de qualidade também foram apontadas nas entrevistas. As clivagens, divisões e a segregação das escolas e dos profissionais da Educação foram apontadas no depoimento de Sheila, fundamentalmente sobre o Programa Ensino Integral (PEI).

O setor empresarial tem atuado também na concepção e implantação do Programa Ensino Integral, importando para São Paulo o modelo de Pernambuco. Um projeto concebido e implantado naquela rede, em parceria com o Instituto de Corresponsabilidade pela Educação (ICE), organização não governamental. No que concerne ao trabalho dos professores e diretores que atuam nas escolas desse programa, existem muitos pontos controversos na legislação de implantação.

A Lei Complementar n. 1.164, de 4 de janeiro de 2012, instituiu para os professores e diretores, que trabalham nessas escolas, uma gratificação de 75% sobre o seu salário-base. Ao trabalhar em dedicação exclusiva em apenas uma escola, o professor fica impedido de complementar sua renda, lecionando em outras redes públicas de Ensino. Conforme a mesma Lei, a gratificação recebida não será incorporada em seu salário para fins de cálculo de aposentadoria, diferentemente de outras gratificações que são incorporadas ao salário.

O regime de trabalho integral nas escolas integrantes do PEI e o sistema de avaliação nelas empregado criam uma situação de trabalho distinta das condições encontradas em outras escolas regulares do sistema.

Para Sheila, nessas escolas, é possível

> [...] articular muito bem o pedagógico e o administrativo, professores e alunos. A escola integral deveria ser para todos. Nela, você consegue estabelecer uma relação com os alunos e isso é bom. Eles me cumprimentam porque você tem um contato maior, mas na escola regular isso não é possível [...] O supervisor de escola integral consegue essa relação, inclusive com os professores. Por causa da RDPI você fica mais próximo deles. Mas, infelizmente, também por causa do "dinheiro" (a gratificação de 75%), eles querem ser seu "amigo", te mostrar trabalho, te mostrar alguma coisa (porque são avaliados para a permanência no programa).

Em suas falas, ela também destaca as diferenças entre as escolas de um mesmo setor, as características em suas estruturas físicas, equipamentos disponíveis, recursos humanos, isso comparativamente entre as regulares e as escolas integrantes do PEI.

O Programa Ensino Integral, por abranger um número restrito de escolas, produz uma fragmentação na oferta da Educação Básica no Estado, oficializando o dualismo histórico. No que se refere à supervisão, ele estabelece um novo tipo de aproximação (supervisão/escola), dados os esquemas de avaliação contínua dessas escolas, os quais exigem a presença constante do supervisor, diretamente, no monitoramento. O modelo gerencial proposto prevê a fixação de metas para essas escolas, o que em certo sentido eleva o trabalho burocrático do supervisor, com a produção constante de relatórios.

No sistema e no âmbito das diretorias de Ensino, o trabalho da supervisão, no caso dos que atendem a esse tipo de escola, vai se diferenciando. Como se percebe, o programa, ao mesmo tempo que apresenta uma estrutura que permite um maior contato e envolvimento do supervisor com o ambiente a ser acompanhado, distancia sua prática do coletivo da supervisão e das próprias atribuições rotineiras dos demais supervisores. Assim, aproxima-o da escola, no intraescolar, caracterizando-o muito mais como um "supervisor escolar" e apartando-o de seus pares, quer seja por práticas, quer seja pelo encontro qualificado.

5. Relações interpessoais no trabalho, posicionamento crítico e represálias

Se o coletivo se fragiliza, evidentemente os processos de reconhecimento dos sujeitos no trabalho são, em grande medida, afetados. Essa situação passa a ser determinante para a construção da identidade do trabalhador. De acordo com Dejours (1994), a interação do sujeito com o trabalho não se dá de um todo estritamente técnico, físico ou cognitivo. Na abordagem da psicopatologia do trabalho, as relações com as pressões técnicas aparecem envolvidas em um contexto intersubjetivo. As questões de ordem técnica são sempre secundárias, pois estão mediatizadas pelas relações hierárquicas, "relações de solidariedade, relações de subordinação, relações de formação, relações de reconhecimento, relações de luta e relações conflituais" (DEJOURS, 1994, p. 138).

Exemplificando essa situação nos deparamos com o relato de Paula sobre o processo de ocupação das escolas, ocorrido em 2015, como resposta ao programa de reorganização das escolas proposto pela SEE.

> Eu fico muito chateada por não poder falar abertamente sobre essas coisas no grupo. Somente um ou outro se manifesta [...] Há supervisores que são contra a reorganização e os que são favoráveis ficam ausentes da discussão. Penso o quanto estamos perdendo. Era pra ser um momento para discutir a Educação, mas todo mundo fica com medo e assim ninguém discute.

A proposta de reorganização das escolas pode ser compreendida como um fato emblemático que retrata, de acordo com as entrevistas, a postura da secretaria no emprego de novas medidas no sistema de Ensino, de maneira centralizada e unilateral. Sérgio aponta as dificuldades no ambiente de trabalho por se posicionar de forma crítica com relação à proposta, por entender que deveria ter havido um maior diálogo com as escolas e as diretorias de ensino antes do anúncio da implantação. Como resultado de suas colocações, ele relata:

> Tornei-me pessoa não grata na diretoria. Num primeiro momento, há um sentimento de solidão, com aqueles olhares, parece que o assunto não pode ser tocado. Esse é um assunto proibido dentro da diretoria e mesmo dentro da supervisão. Só o abordo com uma colega, com quem tenho mais intimidade.

Apesar dessa "intimidade" com uma colega que, em certa medida, parece estar atrelada a uma ideia de confiança, as demais relações no ambiente da diretoria (relações de confiança) parecem abaladas, quando, ainda sobre o assunto, relata: "agora converso assim... conversas em hora de almoço, fora da diretoria e por aí vai". Nessa ruptura das tessituras sociais em seu ambiente de trabalho vale-se das redes sociais para "desabafar" e segue dizendo "faço as postagens, não tenho medo de represálias".

O modelo gerencial produz o esgarçamento do coletivo, instituindo um modelo individualista, inspirado na competição, disputas e no uso do poder. As "relações de pequeno poder" parecem afetar a compreensão sobre o fenômeno educativo. Na opinião de Sara,

> esquece-se da Educação e entra-se por um caminho de burocracia e tudo mais, menos a Educação que, no meu ponto de vista, deveria ser referência para o desenvolvimento do ser humano.

Nesse contexto, os conflitos se tornam mais intensos e se estendem para as práticas estabelecidas com os diretores de escola. A relação com o diretor é parte importante no processo de construção identitária do supervisor. No entanto, essa relação pode, em muitos casos, se dar de forma tensa e conflitiva. Os documentos que indicam o supervisor como "parceiro do diretor e da escola" foram relativizados pelos participantes da pesquisa em seus depoimentos. Os elementos contraditórios dessa "parceria" ficaram explícitos nos depoimentos que seguem.

> A questão do supervisor como parceiro da escola e do diretor é muita bonita. Combina com o discurso da modernidade. Acontece que o supervisor parceiro também é o supervisor que o diretor "culpabiliza" por sua suposta ausência de agir: "Você não falou isso pra mim"; como se o diretor só fizesse aquilo que você fala. Isso acontece: "Mas você não explicou"; "Mas você não esclareceu". Não se lembram do que está na legislação. Hoje você tem que traduzir a legislação para um profissional que vai fazer o mesmo concurso que você, inclusive para promoção na carreira, com a mesma bibliografia e tudo (PAULA).
>
> Eu acho que a questão da relação com o diretor é complicada porque ele se sente o dono da escola, acha que a escola é dele. É como se você estivesse entrando em um espaço particular, quando vai à escola... (HELENA).
>
> Você só serve para ajudar, mas não para criticar (SARA).
>
> [...] você precisa criar um relacionamento muito bom [com a escola] para abrir um espaço, para conseguir saber o que está acontecendo realmente. No primeiro momento, tudo é muito fechado; você não consegue ver o

> que está acontecendo de fato. Eu vou às minhas escolas, em média, toda semana. Eu estou lá meio período e, às vezes, o período todo. Assim você vai "cavando" espaços, conversando [...] até que a equipe sinta que você não é "perigoso" (HELENA).

A parceria do supervisor com o diretor da escola fica tensionada pelas relações de monitoramento e pelos mecanismos de controle que acabam identificando os supervisores aos fiscais. A apuração de ocorrências nas escolas parece se constituir como um exemplo de situação de tensão nessa relação. Segundo Helena,

> [...] quando digo não ser "perigoso", eu me refiro a um tipo de atuação do supervisor, que não seja relacionada àquele tipo que, no primeiro momento de contato com um problema, já aponta para uma apuração preliminar... Entendo que devemos conversar, pensar no que vamos fazer; olhar juntos a legislação. Vamos ver o que ocorreu de fato e assim resolver o problema. É nesse sentido que estou dizendo que a gente resolve o problema, sem essa coisa de representar no primeiro momento.

Na mesma linha, Sara compreende que essa postura de ir abrindo apurações pode significar o fechamento de todas as escolas, pois a rede estadual paulista é muito diversa e complexa, carente de uma estrutura básica, de módulos de pessoal, para o bom funcionamento, o que acaba por expor a gestão das escolas. No entanto, ressalva que, apesar do esforço de colaboração e orientação, por vezes "o supervisor é o último a saber".

Celso percebe que as mudanças constantes empregadas pela Secretaria e a forma como impõe suas políticas e projetos são geradores de insatisfação. Em sua fala, fica evidente que tal insatisfação está relacionada à identidade do profissional tarefeiro, portador de mensagens da secretaria e do fiscalizador que, simplesmente, cobra resultados da escola. Sente-se cobrado, ameaçado e pressionado. Tarefas burocráticas e os mecanismos de controle parecem se sobrepor a seu ideal de supervisão e essa situação causa medo e sofrimento. Segundo ele:

> Como já relataram, o supervisor é visto como tarefeiro, aquele que dá recados: vai lá na escola e "faz aquilo" e "põe em termo"; vai lá à escola e "avisa isso" e "põe em termo". As comunicações para a escola são demandas prioritárias e tomam praticamente todo o tempo e, em razão disso, falta tempo para a supervisão propriamente dita. Eu não dirijo, então vocês imaginam como me sinto (a dificuldade) e como minha saúde é afetada por conta disso. Você tem que estar na escola para todas as coisas. Eu tenho tentado; procuro resolver muita coisa por *e-mail*, mas a orientação é: "Vai lá à escola e põe em termo"; "Põe no termo da escola". Se você não fizer isso, fica exposto, sentindo-se ameaçado [...] É uma pressão muito grande e que tira a sua possibilidade de estudar, de atender os expedientes, de fazer vistorias nas escolas, coisas que você tem que fazer, mas como tem que ir lá para falar, falar e falar o que te pediram, acaba só fazendo os "termos circunstanciados".

Nas entrevistas, pudemos apurar que o trabalho do supervisor de Ensino nas diretorias pode ocorrer, dependendo do coletivo, em um ambiente constituído de relações edificantes e fortalecedoras da identidade. Fernando aponta que viveu problemas, no início da carreira, dizendo que "no primeiro momento, quando ingressei, ainda encontrei pessoas, em nosso meio, que não queriam socializar seu saber, não queriam recepcionar os supervisores novos".

No entanto, Fernando ressalta que sua relação com os colegas e o ambiente de trabalho foi melhorando ao longo do tempo. Afirma que é o "mais antigo da diretoria na supervisão" e segue dizendo que "hoje a supervisão tem um caráter mais amigável, acolhedor, de estudos mesmo. Já houve grupos melhores ainda".

Fernando revela que os problemas enfrentados pelos supervisores na diretoria de Ensino advêm, hoje, do que ele chamou de "indefinições da secretaria". Segundo ele:

> Isso tem ocasionado uma falta de confiança no trabalho, uma impotência muito grande e isso, queira ou não, por estresse ou doenças psicológicas, tem mexido demais com os supervisores. Você pode trabalhar 24 horas dentro do seu setor e parece que, quanto mais trabalha, pior você fica.

As condições impostas pelas relações verticalizadas e pelas mudanças constantes se somam à desvalorização da profissão e da carreira. O depoimento de Mário expressa seu "constrangimento" com o salário quando o compara com o de um município do interior de São Paulo.

> Por último, essa questão do salário que causa muito constrangimento e te afeta. Dá uma tristeza! [...] Recentemente um concurso para supervisor do município apresentava salário inicial de R$ 6.000,00. Não dá pra falar que não fica constrangido. Você pensa: "Poxa! Eu aqui... olha o que fiz da minha vida...".

E Mário segue relatando a necessidade de os profissionais começarem a fazer resistência ao modelo gerencial e ao plano de carreira atual (LC n. 836, de 30 de dezembro de 1997), bem como à evolução inspirada na "Prova do Mérito".

> O modelo é falido. É um modelo que, na origem, na sua raiz foi feito pra isso mesmo: deixar as coisas com a falsa ilusão de que um dia vai ficar tudo bem. E, se não ficar, é porque você não passou na "prova". Quem mandou não se esforçar?!

Observa-se uma insuficiência dessa política meritocrática para se constituir como "política de valorização" de fato. Há ainda uma crítica aos idealizadores desse modelo, ainda segundo Mário:

> São esses gerencialistas que estão aí na secretaria e que influenciam diretamente no modelo de gestão da carreira. O resultado é esse desconforto geral do supervisor, do diretor, do professor, nessas questões que nós sabemos, não valorizam.

Ele revela que, ao ser aprovado no concurso de supervisor e ingressar, acabou perdendo as evoluções obtidas anteriormente, como professor. Então, desabafa: "Fui aprovado no concurso de supervisão, quer mais mérito do que esse? E, por ingressar em outro cargo, perdi o mérito!!!"

Stella destaca que, em razão das condições relatadas, o grupo de supervisores está adoecendo. Segundo ela:

> Os colegas chegam a trabalhar doentes! Sem falar nos colegas que, para não comprometerem os requisitos necessários ao recebimento do bônus, para não faltarem, vão ao trabalho doentes, mesmo que com dores.

Já Brenda fala sobre a saúde dos supervisores apontando para os problemas de insalubridade que envolvem o exercício da profissão, aqueles de ordem emocional que afetam a categoria:

> Problemas de saúde mental e emocional são encontrados aos montes [...] Eu acho que o primeiro decorre da própria secretaria, que fica aqui nos pressionando, a gente sente o bafo dela no pescoço o tempo inteiro, ameaçando o tempo inteiro extinguir o seu cargo!

A constituição identitária do trabalhador é central para sua saúde mental no trabalho. No entanto, o que apuramos nessa etapa da pesquisa é que as tensões entre as expectativas e as idealizações sobre a função aparecem, em grande parte dos depoimentos, frustradas pelos ditames do real no trabalho e sua organização que compreende prescrições, requisitos, expectativas de papéis, assim como as próprias condições de trabalho. O modelo gerencial empregado pela secretaria tem produzido novas tensões e conflitos que decorrem do acirramento do individualismo, da competição no âmbito do sistema. O coletivo nesse processo sofre abalos e fica mais fragilizado, dificultando os processos de reconhecimento dos pares, de diálogo e de intercompreensão.

Há muita insatisfação decorrente da política de (des)valorização desses profissionais, em termos salariais e com a carreira do sistema, assim como as pressões e as solicitações contínuas que limitam a autonomia, o pensar, o planejamento e o controle sobre o próprio trabalho.

6. Considerações finais

Neste capítulo, no qual apresentamos excertos das entrevistas em grupo focal, identificamos que, entre os participantes, há um grande desconforto causado pela frustração das expectativas no trabalho.

As informações geradas indicam a existência de conflitos e tensões na imersão inicial na função de supervisor de Ensino, um grande descompasso marca as expectativas pessoais e os requisitos normativos, determinados pela secretaria, situação essa que concluímos ter relação direta com a construção da identidade desse profissional.

O compromisso com uma prática democrática voltada para a garantia do Ensino público, manifestada pela "vontade de fazer mais", de atuar no pedagógico ou de atuar de forma colaborativa com as escolas, se frustra diante de um ativismo burocrático, despido de sentido no sistema, o que produz uma autoidentificação dos supervisores ao limitado papel de fiscalizador, percebido como tarefeiro.

As tensões entre apoiar as escolas ou fiscalizar, entre o burocrático e o pedagógico, são derivadas de um fluxo de trabalho, no sistema de Ensino, marcado por descontinuidade de políticas, rupturas e mudanças contínuas de prioridades, o que demanda solicitações constantes aos supervisores. Para os entrevistados, essas solicitações comprometem o planejamento do trabalho circunscrevendo o fazer do supervisor à simples realização de tarefas.

Essa situação emerge no grupo focal como um aspecto que produz sofrimento nesses trabalhadores. Ainda há uma percepção de vinculação direta desse tarefismo com o esquema gerencial centrado na pressão e na culpabilização, que esvazia o saber da supervisão, o que gera uma grande inquietação e insatisfação no grupo. As constantes mudanças advindas da gestão central da SEE exigem esforço contínuo de adaptação, muitas vezes sob condições nas quais o modelo prescrito fica distante da realidade de trabalho com que esses trabalhadores se defrontam.

Há, portanto, uma clara percepção dos supervisores sobre o fato de que o atual esquema gerencial da secretaria, inspirado no modelo empresarial, vai introduzindo mudanças substanciais na organização do trabalho, amplificam as funções e o volume de tarefas, fixam novos perfis de competências e habilidades, mas que estão em contradição com as condições efetivas de trabalho. São novos meios de controle e de produtividade, modificando relações pela individualização com efeitos diretos sobre o trabalho coletivo.

A fragilização do coletivo ocorre quando, em decorrência do modelo gerencial, vão se instituindo, no sistema, a competição, a meritocracia, a bonificação e as disputas por poder. As tensões e os conflitos, decorrentes desse processo, vão se estendendo e se tornando mais intensos nas relações estabelecidas com os diretores de escola.

Alguns dos depoimentos dos participantes da pesquisa expressam a existência de contradições entre o discurso da qualidade e da ideologia da gestão empresarial no sistema com o contexto e a realidade do trabalho e de valorização da supervisão. As avaliações externas e o controle dos resultados (Ideb, Idesp, Saresp) empregados no sistema de Ensino, atrelados a um esquema de responsabilização e bonificação, podem ser destacados como um elemento gerador de insatisfação, assim como o reconhecimento em termos salariais e de estrutura da carreira.

A esses elementos concretos do reconhecimento, somam-se a valorização da experiência e dos saberes tácitos acumulados pelos anos de trabalho no sistema que, em muitos casos, são desconsiderados pelos órgãos da secretaria quando, por exemplo, são implantados novos programas e procedimentos no sistema de Ensino sem a garantia de espaços de discussão, avaliação e proposição com a participação dos supervisores.

Referências

CIAMPA, Antonio da Costa. Identidade. *In:* LANE, Silvia; CODO, Wanderley (orgs.). *Psicologia social*: o homem em movimento. São Paulo: Brasiliense, 1984. p. 58-75.

DEJOURS, Christophe. *A loucura do trabalho*: estudo de psicopatologia do trabalho. 5. ed. São Paulo: Cortez Editora; Oboré, 2007.

DEJOURS, Christophe. *Inteligência prática e sabedoria prática*: duas dimensões desconhecidas do trabalho real. *In:* LANCMAN, Selma; SZNELWAR, Laerte (orgs.).

Christophe Dejours: da psicopatologia à psicodinâmica do trabalho. Rio de Janeiro: Fiocruz, 2004. p. 277-299.

DEJOURS, Christophe. *Psicodinâmica do trabalho*: casos clínicos. São Paulo: Atlas, 1994.

DUBAR, Claude. *A socialização*: construção das identidades sociais e profissionais. Tradução de Andréa Stahel da Silva. São Paulo: Martins Fontes, 2005.

FERRAZ, Flávio Carvalho. *Normopatia*. São Paulo: Casa do Psicólogo, 2002.

FREUD, Sigmund. *Além do princípio do prazer, psicologia de grupo e outros trabalhos (1920-1922)*. Rio de Janeiro: Imago Editora, 1996.

FRIGOTTO, Gaudêncio. *Educação e a crise do capitalismo real*. São Paulo: Cortez Editora, 1995.

GOFFMAN, Erving. *Estigma*: notas sobre a manipulação da identidade deteriorada. Tradução de Márcia Bandeira de Mello Leite Nunes. Rio de Janeiro: LTC, 1975.

GOVERNO DO ESTADO DE SÃO PAULO. Assembleia Legislativa. *Lei Complementar n. 836, de 30 de dezembro de 1997*. Institui Plano de Carreira, Vencimentos e Salários para os integrantes do Quadro do Magistério da Secretaria da Educação e dá outras providências correlatas. São Paulo, 30 dez. 1997. Disponível em: https://www.al.sp.gov.br/repositorio/legislacao/lei.complementar/1997/original-lei.complementar-836-30.12.1997.html. Acesso em: 13 jan. 2018.

GOVERNO DO ESTADO DE SÃO PAULO. Assembleia Legislativa. *Lei Complementar n. 1.164, de 4 de janeiro de 2012 (Atualizada até a Lei Complementar n. 1.191, de 28 de dezembro de 2012)*. Institui o Regime de dedicação plena e integral – RDPI e a Gratificação de dedicação plena e integral – GDPI aos integrantes do quadro do Magistério em exercício nas escolas estaduais de Ensino Médio de período integral, e dá providências correlatas. São Paulo, 4 dez. 2012. Disponível em: https://www.al.sp.gov.br/repositorio/legislacao/lei.complementar/2012/lei.complementar-1164-04.01.2012.html. Acesso em: 20 abr. 2015.

HUBERMAN, Michael. *O ciclo de vida profissional dos professores*. *In:* NÓVOA, António (org.). *Vidas de professores*. Porto: Porto Editora, 1995. p. 31-61.

PIOLLI, Evaldo. Identidade, trabalho e sofrimento: a pesquisa qualitativa como instrumento de análise e compreensão. *Revista Exitus*, Santarém, v. 4, n. 2, 2014.

TARDIF, Maurice. *Saberes docentes e formação profissional*. Petrópolis: Vozes, 2002.

CAPÍTULO III

Injunções paradoxais e divisão do eu no trabalho do supervisor de Ensino

Eduardo Pinto e Silva
Roberto Heloani

"Os que se dedicam à crítica das ações humanas jamais se sentem tão embaraçados como quando procuram agrupar e harmonizar sob uma mesma luz todos os atos dos homens, pois estes se contradizem comumente a tal ponto que não parecem provir de um mesmo indivíduo [...]. Somos todos constituídos de peças e pedaços juntados de maneira casual e diversa, e cada peça funciona independentemente das demais. Daí ser tão grande a diferença entre nós e nós mesmos. Quanto entre nós e outrem. Como Cícero, crede-me, não é coisa fácil conduzir-se como um só homem".
(Montaigne).

1. Introdução

A discussão sobre trabalho e políticas educacionais tem sido objeto recorrente de pesquisas que desenvolvemos no Núcleo de Estudos Trabalho Saúde e Subjetividade (NETSS) da Faculdade de Educação da Universidade Estadual de Campinas (Unicamp). Há um acúmulo de pesquisas sobre o trabalho do professor (da Educação Básica e Superior) e do trabalho de diretores e coordenadores de escola. O trabalho do supervisor de Ensino, por sua vez, necessitava ser mais bem compreendido e investigado. A pesquisa de doutorado de Chede (2014) propiciou que supríssemos essa lacuna no âmbito do NETSS.

As atribuições, as funções e a identidade do supervisor, como apontado em capítulos precedentes, são perpassadas por aspectos históricos normativos de seu trabalho e, como destacaremos aqui, por contradições nele existentes. Consideramos o contexto atual das condições e relações de trabalho e as relacionamos às reconfigurações das políticas educacionais e dos modelos de gestão e organização do sistema de Ensino sob os moldes do gerencialismo e da Reforma do Estado.

Abordamos, no presente capítulo, duas entrevistas (Grupos Focais 1 e 2) que realizamos com supervisores de Ensino, os quais atuavam no Estado de São Paulo.

Enfocamos as injunções paradoxais do gerencialismo e das tarefas prescritas do supervisor de Ensino, de modo a analisarmos as formas como elas se materializam em seu trabalho e são significadas em seus discursos. O referencial teórico de análise é o da Psicossociologia (GAULEJAC, 2007) e da Psicodinâmica do Trabalho (DEJOURS, 2004). Assim, os conflitos identitários, o sofrimento psíquico e as estratégias defensivas foram considerados elementos capitais da análise do trabalho do supervisor.

É importante, inicialmente, tecermos algumas considerações sobre a identidade e o sofrimento e reconhecimento no/do trabalho.

A identidade constitui-se nas relações sociais e, notadamente, no trabalho. Como aponta Ciampa (1984), trata-se de uma totalidade concreta, múltipla e contraditória, em constante metamorfose. Dejours (2004), por sua vez, aponta que os conflitos identitários e os impedimentos ao reconhecimento do trabalho são fatores predominantes para o sofrimento psíquico. Quando presentes, tornam o sofrimento, inerente ao processo de recriação do prescrito e de esforço diante do real do trabalho, fonte de conflitos. Diante de conflitos e impedimentos, as estratégias defensivas tornam-se frágeis, de modo a tornar o trabalhador vulnerável ao estresse e adoecimento.

A malversação do reconhecimento do/no trabalho e os obstáculos à recriação (criativa, autônoma) do prescrito constitui uma situação que se difere ou se opõe àquela na qual o sofrimento, ainda que (inevitavelmente) presente, se conecta a elementos identitários que apresentam ressonância simbólica entre "diacronia singular" e "sincronia coletiva" (DEJOURS, 2004, p. 293).[29] Quando há, efetivamente, ressonância simbólica o "sujeito" (trabalhador) "enfrenta a situação concreta", "sem a necessidade de deixar sua história, seu passado", no "vestiário" (DEJOURS, 2004, p. 293). Nesses casos, pela via do reconhecimento, o sofrimento se transmuta em gratificação, autorrealização e prazer, ou, de forma mais sintética, em trabalho sublimatório.

2. Gestão como doença social: sobre suas injunções paradoxais e efeitos à subjetividade

Nossas reflexões sobre a gestão educacional e efeitos sobre o trabalho, a saúde e a subjetividade de distintos atores educacionais (professores, coordenadores, orientadores, diretores, supervisores), tanto da Educação Básica quanto da Educação Superior, evidenciam, reiteradamente, processos de intensificação e precarização do trabalho (PIOLLI, 2010; SILVA, 2014; 2015a; 2015b; SGUISSARDI; SILVA JUNIOR, 2009). Tais processos se articulam ao individualismo, à competitividade e ao sofrimento e/ou adoecimento do professor.

Segundo Silva (2015a, p. 550-551),

> Crescimentos desordenados e sem estruturas compatíveis com exigências e metas que se multiplicam e nos pressionam diuturnamente implicam em sofrimentos ético-políticos e forjam práticas que fazem-nos estranhar a

29 Aspas do autor no último termo.

> nós mesmos. Nossa vivência no cotidiano institucional nos faz parte envolvida neste imbróglio do embate entre pulsão de vida e de morte. Somos expectadores, alvos e atores do que nos sufoca e do que sufoca ao outro. Vítimas-protagonistas do que nos ilude e nos encanta como o canto da sereia. Sujeitos-objeto do que faz pulsar nossas necessidades mais primitivas e anseios idealizados.
>
> Vítimas e protagonistas do que nos faz sofrer e nos expulsa. Implicados e sobreimplicados na produção e prostração do individualismo e da solidariedade mórbida.

Deste modo, o "coletivo" e as "relações de trabalho" se apresentam "esgarçados": "incita-se o narcisismo produtivo", com base em um "modelo quantofrênico de avaliação do desempenho" (SILVA, 2015a, p. 551). Segundo GAULEJAC (2007), a quantofrenia pode ser compreendida como uma "doença da medida" que instaura uma "panóplia impressionante de métodos e de técnicas para medir a atividade humana", e, assim, "transformá-la em indicadores" e "calibrá-la em função de parâmetros" para responder às exigências de "produtividade" (GAULEJAC, 2007, p. 72).

Deste modo, as "subjetividades" são "cooptadas em (e pelos) seus ideais"; uma vez que, "indissociadas das formas históricas de sociabilidade (utilitário-produtivistas)", são pautadas "por esta panóplia que consiste a racionalidade instrumental" (SILVA, 2015a, p. 551).

Gaulejac (2007, p. 117) aponta que a gestão e o gerencialismo, compreendidos como ideologia e prática do poder, se caracterizam por portar "injunções contraditórias", diante das quais os trabalhadores, ao "responder a uma" (das injunções prescritas), geralmente ficam impedidos de "responder a outra" (GAULEJAC, 2007, p. 117). Deste modo, acirra-se a antinomia entre o indivíduo e a organização, o desejo e o normativo, o prescrito e o real. Elementos dicotomicamente forjados são, assim, alçados à condição de prisioneiros de uma "injunção paradoxal", aspecto este também considerado por Machado (2007).

Vale aqui um destaque ao efeito perverso de incitação ao individualismo: supostamente, os discursos gerencialistas valorizam o grupo ou o fazer grupal, e a produtividade coletiva, como recomendam seus gurus. Não obstante, "é o indivíduo e a individualização da avaliação o *gran* móvel da gestão como doença social" (SILVA, 2015a, p. 551), em que se produzem efeitos heterônomos sobre o trabalho, refratários à ressonância simbólica; isto é, formas de se gerenciar o coletivo aproximam diretores e supervisores escolares da figura do *manager*, que, em sua posição enraizada em um "universo paradoxal", "sem, no entanto, afundar na loucura", impõe, aos ditos "colaboradores", injunções que se autoanulam, e cuja (in)superável idiossincrasia é, em última instância, derivada de sua própria atuação funcionalista, objetivista e pragmática, marcada pela "insignificância" (GAULEJAC, 2007, p. 81; 117):

> O cotidiano do *manager* é uma sequência ininterrupta de decisões a tomar diante de múltiplas interfaces, sendo que cada uma emite demandas, recomendações, procedimentos, injunções, expectativas, de tal modo que o fato de responder a uma não permite responder a outra, ao passo que todas, contudo, são necessárias. Convém, portanto, ziguezaguear entre lógicas funcionais, sendo que cada uma deve ser levada em consideração para o bom andamento do conjunto, até quando elas se opõem, chegando frequentemente a serem incompatíveis. O *manager* está em busca de mediação. É preciso que ele suporte um universo paradoxal sem, no entanto, afundar na loucura. O menor dos paradoxos é que pedem que ele seja autônomo em um mundo hipercoercitivo, criativo em um mundo hiper-racional e conseguir de seus colaboradores que eles se submetam com toda liberdade a essa ordem.

Postas as considerações anteriores sobre as injunções paradoxais e o gerencialismo, na perspectiva da teoria psicossociológica de Gaulejac (2007), e já apontadas suas relações com o sofrimento, conflito identitário e/ou adoecimento, problematizamos como tal ocorre no trabalho do supervisor de Ensino, com base nas referidas entrevistas e categorias de análise que delas depreendemos.

3. O supervisor de Ensino diante de prescrições e injunções paradoxais e quantofrênicas

A Resolução SE n. 52, de 14 de agosto de 2013, dispõe sobre os perfis, competências e habilidades requeridos dos profissionais da Educação da rede estadual de Ensino. Ressalta-se que, em seu Anexo B, constam os itens Perfil e Competências e Habilidades, específicos do supervisor de Ensino.

No item "Perfil", os termos utilizados são: "assessoria", "orientação", "acompanhamento do planejamento", "desenvolvimento e avaliação do ensino e aprendizagem". Todos com referência à "realidade da escola", às "teorias educacionais" e "normas legais". O supervisor então, e sob as justificativas da "promoção" do "ensino de qualidade" e da "gestão democrática e participativa", é invocado a contribuir para o desenvolvimento da "equipe técnico-pedagógica" e a compartilhar "responsabilidades sobre a efetividade das propostas pedagógicas". De modo que, pela mediação de seu trabalho, participe da "construção da identidade da Diretoria de Ensino e da escola". E, ao mesmo tempo, seja responsabilizado a ser o ator de "consolidação de políticas e programas" do "Sistema de Ensino".

Uma das habilidades requeridas para concretizar o perfil (que demanda ser, ao mesmo tempo, "democrático", "pedagógico" e "responsável" no sentido de consolidar "políticas" e "programas", e que nossas pesquisas no NETSS apontam ser atravessadas pela ideologia gerencialista e privatista), é a de "identificar e atuar proativamente em relação a problemas e oportunidades de ações centradas na melhoria do ensino e aprendizagem", assim como "analisar princípios normativos" e "fazer uso de elementos da legislação". Ainda podemos destacar a habilidade de "constatar irregularidades" e "assessorar e/ou participar" de "comissões de apuração", "preliminar e/ou sindicâncias, com suporte técnico de assessoria jurídica".

Eis, portanto, o rol de prescrições e injunções do trabalho do supervisor na Resolução Normativa nº 52. Destacamos que nela o fazer pedagógico se mescla ao objetivo ou missão de consolidar a política do Estado, ou, mais ainda, ao *mister* de fiscalizar e/ou apurar irregularidades e tudo o que possa contrariar a dimensão normativo-legal. Ao que cabe a indagação: como tal se consubstancializaria na atividade real e concreta do supervisor? Como este compreenderia e vivenciaria essas funções cuja junção pode vir a ser, no mínimo, conflituosa?

Uma das supervisoras relatou-nos seu mal-estar, referente a uma cisão entre sua crença ou identidade subjetivamente apropriada, e a identidade objetivamente atribuída (relacionada às prescrições de sua função): "Eu acredito na Educação", verbalizou, "mas, quando se vai para supervisor de Ensino", ponderou, "lá dentro", enfatizou, "se esquece da Educação e entra-se por um caminho da burocracia".

Ela considerou que tal problemática "interfere" em sua "saúde". Mencionou "doença psicológica" que, segundo ela, "estigmatiza no corpo", ao que complementou, pelo fato de, na situação de entrevista grupal (era uma entrevista de Grupo Focal, na qual muitos supervisores se queixaram de ingerências políticas sobre seus trabalhos, burocratização excessiva, tarefismo, assédio, ridicularização diante de iniciativas de reflexão ou busca de compreensão teórica e analítica das contradições e incongruências do trabalho demandado/efetuado, entre outros) poder desabafar e falar sobre seus sentimentos: "Ontem eu saí da minha cidade às 12h15, e cheguei aqui às 22 horas. Não tem problema, esse cansaço físico não me afeta", verbalizou. "O meu problema é a pressão psicológica que depois eu vou sofrer". "Então", concluiu: "eu preciso aprender a lidar com isso. E eu estou feliz agora, porque eu estou vendo o que sinto mesmo, tá?"

O sentimento de alívio por poder falar das contradições e problemas era generalizado. Falas emblemáticas se referiam a limites e frustrações no trabalho concreto. Os impedimentos e os desvios em relação aos objetivos e valores próprios. Ou ainda, esfacelamento do coletivo: "Grupo não existe mais", lamentou outra delas, "só uma máquina que imprime coisas, só...". "O que eu sinto na supervisão? O que eu sinto na supervisão é a ausência de cooperação, solidariedade, de trabalho coletivo", rebateu outra, referindo-se justamente aos elementos basilares do reconhecimento, por mediação do qual se faz possível a transmutação do sofrimento em prazer, conforme assevera Dejours (2004).

Apontou-se no grupo que há muitas diferenças entre diferentes equipes de distintas regiões. Uma das pessoas disse: "feliz a Diretoria que tem supervisores compromissados, que tem a capacidade de orientar alguém". Mas, como alertou, há "Diretoria onde os diretores ficam o tempo todo na Diretoria de Ensino, né? [...]. Você não faz o termo de visita", complementou.

Há contrapontos ao trabalho burocratizado, mas também foram referidos aspectos de situações contratuais ou políticas limitadoras, relacionadas tanto à precarização do trabalho quanto ao seu constrangimento, provindo de ingerências políticas e/ou de órgãos hierárquicos superiores:

> Então, qual foi a forma que eu achei de conseguir trabalhar na minha Diretoria de Ensino? Eu vi ali alguns supervisores que têm esse olhar humanizado, com relação ao aluno, mas também têm a situação de designados, que não podem se contrapor, senão eles perdem o cargo, e eu estou fazendo umas reuniões à parte com eles [...] Sessões de estudo aqui [na Apase] contribuíram bastante [...] respaldando e falando tudo o que a gente já tinha discutido, mas não são reuniões da Diretoria de Ensino, eram reuniões que a gente conseguiu fazer à parte, com um grupo de doze pessoas de um município, entendeu? Então, tudo é muito complicado. A gente fica doente. Eu fiquei. Então, assim, às vezes, eu tenho vontade de prostrar, entendeu? Mas eu ainda não me sinto segura para fazer isso (SUPERVISORA, ENTREVISTA DE GRUPO FOCAL 2).

Em seguida, referiu-se a ingerências e a limitações à tão sonhada autonomia e independência:

> Uma colega está falando, de [município X], ela diz também nesse sentido, de ser muito pressionada, perseguida. Ela disse que foi escolhida para receber um acompanhamento [assessor de gabinete que 'acompanha' a rotina da supervisão durante um dia de trabalho], essa supervisão aí toda, e essa assessoria de gabinete, que não sei, não, sabe? Então, essas coisas que a gente está ouvindo, assim, que a gente não sabe para onde vai isso... Diz que vai acompanhar um supervisor da capital e um supervisor do interior. A gente

> ri, mas é de chorar. A gente ri pra não chorar... O que eu quero falar é assim: o meu sonho ainda tá em uma cura, cura mesmo. Libertação, loucura, nossa cura... E que o grupo de supervisão se fortaleça e não fique dependendo tanto do Estado, porque eles têm o aspecto político e nós somos concursados. E, como a colega disse ali, é um feudo, ele tem um representante que coleta tudo pra levar para o dirigente. Então nós precisamos não depender da formação dele, porque se o Estado for pra nos formar, ele vai formar pra linha do interesse dele. Então minha angústia, o meu sonho, que vivo procurando, é: quando nós vamos obter nossa autonomia? Nós somos concursados! Dentro da legalidade [...] esse é meu sonho... E não ficarmos na dependência do dirigente. Dirigente é cargo político, mas o nosso, não. Eu gostaria muito de conseguir essa independência (SUPERVISORA, ENTREVISTA DE GRUPO FOCAL 2).

Tal aspecto, porém, não seria compreendido por alguns colegas de função comprometidos com a linha partidária e governamental, a ponto de se postarem como espécie de "chefes" da supervisão:

> Tem um supervisor que é do escritório do PSDB, que ele se acha chefe da supervisão, ele é... eu falo com ele: "Não se iluda! Você é só o capataz! Você não é nada nesse partido. Porque esse partido é autoritário e de elite. Não é de povo [...]. Você mora lá na periferia de [município Y], olha lá onde você mora! Você ganha 4 mil reais por mês. Você acha que é mais do que todos nós?" Porque ele se acha nosso chefe, porque é PSDB... (SUPERVISORA, ENTREVISTA DE GRUPO FOCAL 2).

Na ocasião da entrevista (Grupo Focal 2), havia sido recente a tentativa da dita "reorganização escolar" da Educação Básica do Estado por parte do governo Alckmin, que preconizava extinção de unidades escolares, fusão de alunos de diferentes unidades em uma mesma unidade, dentre outros aspectos (iniciativa esta que implicou em questionamentos, resistências e ocupações de escolas por estudantes). O calor do momento gerava muita indignação nos participantes da entrevista, e despertava justamente o sentimento de ausência ou violação da autonomia:

> Os dirigentes não tinham saída. Eles tinham sido emboscados contra a parede. Porque a secretaria apresentou o quadro de reorganização da região de cada um e disse: "Aceita [...] faça [...], tem que haver a reorganização". Então, quer dizer, não houve um debate da ideia, se aceitamos ou não aceitamos. Nós temos que fazer [...]. Bem, tornei-me pessoa não grata na diretoria [por querer discutir], e, assim, em um primeiro momento, acho que sente essa solidão, e assim, aqueles olhares... E o assunto não pode ser tocado! Esse é assunto proibido dentro da diretoria, e mesmo dentro da supervisão (SUPERVISORA, ENTREVISTA DE GRUPO FOCAL 2).

O rompimento com a ressonância simbólica e os conflitos identitários e sua conexão com o não reconhecimento se explicitaram. Assim como o fato de que se, em tese, seriam formuladores de políticas, na prática, viam-se diante de "medidas" enfiadas "goela abaixo". A heteronomia demandada é uma injunção impeditiva da (contraditoriamente) também demandada "proatividade", de caráter (supostamente) "autônomo" e "democrático":

> Então eu falei o seguinte: a supervisão, alguns acham que somos agentes de governo e não agentes do Estado. Então, eu acho bastante [preocupante] esta situação. Porque amanhã muda-se o governo. Então, quer dizer, as minhas concepções, que eu trago da minha formação... mudou tudo e eu jogo no lixo o passado. E, nesse sentido, eu tenho batido muito. Um dos fatores da reorganização é que somos, até por força de lei, formadores e elaboradores de política educacional, [mas] não fomos chamados, em nenhum momento, pra essa bagunça que eles estão aí fazendo [...] Porque as medidas estão indo aí goela abaixo (SUPERVISORA, ENTREVISTA DE GRUPO FOCAL 2).

Na entrevista focal, propiciou-se explicitar muitos descontentamentos. O que redundava em desistência de uns, pedidos de remoção de outros:

"Uma supervisora de confiança da dirigente colocou pra mim assim: 'todo mundo que veio de fora foi embora'". Ao que a entrevistada, então, respondeu: "Pois é, mas a gente vai ter que conversar, porque eu vim pra ficar".

A supervisora ainda completou, ao rememorar a situação:

> Então ou eu vinha embora pra cá pra assumir os conflitos ou... E isso me causou uns problemas dermatológicos, queda de cabelo, quebração de unha e mais uma série de coisas [...] Mas no ano passado eu comecei a prestar concurso pro Ministério Público, e pra outras coisas. Eu queria sair da área da Educação, então falei: "Eu não quero ver o computador na minha frente, não quero mais ver gente" (SUPERVISORA, ENTREVISTA DE GRUPO FOCAL 2).

A entrevista de Grupo Focal 2 fez reverberar o coro da insatisfação e dos problemas explicitados anteriormente. O autoritarismo foi referido no calor dos acontecimentos da dita "reorganização escolar", assim como atribuído a determinados supervisores, como no caso do com vínculo partidário, ou mesmo em outra fala, na qual uma das participantes fez alusão à supervisora mais antiga da diretoria:

"A mais antiga das supervisoras, a gente chama de imperatriz". Essa fala denotava também os conflitos nas relações de trabalho, além do suposto "autoritarismo".

Os mecanismos da gestão como Saresp e Idesp também foram relacionados ao "controle" excessivo: além do "decreto" da "reorganização", apontou outra entrevistada; houve, "paulatinamente", "aumento dos instrumentos de controle", o que fez, segundo ela, "que a gente voltasse" para essa função "fiscalizadora", condizente à quantofrenia analisada por Gaulejac (2007):

> O que eu estou chamando de "instrumentos de controle"? Os resultados do Saresp, que daí demandava fazer conversa com cada escola a respeito de "atingiu a meta, não atingiu a meta", né? Então essa coisa de implantação do Idesp... O currículo do Estado de São Paulo que então demandava se a gente visse se estavam usando o caderninho, se não estavam usando o caderninho, como é que era isso, né? E, assim, por aí vai. Acho que assim, paulatinamente, instrumentos de controle do cotidiano, lá na ponta, que gerou o tarefismo maior do supervisor (SUPERVISORA, ENTREVISTA DE GRUPO FOCAL 2).

4. Sobre a forja da clivagem do ego diante das injunções paradoxais e outros aspectos da subjetividade e identidade do supervisor

Se a entrevista do Grupo Focal 2 trouxe à tona elementos circunstanciais da gestão governamental, também evidenciou aspectos como sofrimento, adoecimento, sentimentos de solidão e frustração, e menção a colegas que se envolvem em conflitos uns com os outros, assim como de outros que "ouvem em silêncio", "sofrem em silêncio", como verbalizou uma das participantes. Silêncio explicado por conta de autoritarismo: "Por que sofrem em silêncio? Porque, se falar, é perseguido, é retaliado". "A supervisão perdeu totalmente o seu rumo", apontou. Ao que emendou: "Na nossa diretoria, a supervisão está sem rumo. E ela é bem autoritária".

No Grupo Focal 1, por sua vez, alguns aspectos relacionados à identidade, saúde e subjetividade foram também evidenciados, com algumas convergências e outras particularidades em comparação ao Grupo Focal 2.

Um primeiro aspecto a se considerar é a existência de certa confusão do supervisor, de um profissional, grosso modo, "sem referências", ou dito de forma mais precisa, sem saber definir ao certo ou com a devida propriedade (e possibilidade real) determinada concepção (e ação) do ser social supervisor.

Não se trata, portanto, de uma questão pessoal, passível de ser tratada sob a perspectiva individualizada. Pois o que se percebe é uma dicotomia entre ser um supervisor "administrativo" (normativo, controlador, ou, "fiscalizador") e o supervisor "pedagógico" (orientador, coordenador do trabalho coletivo). Uma questão relacionada à identidade, que compreendemos como construída nas relações sociais, singularidade articulada a uma totalidade concreta, de caráter histórico, contraditório, múltiplo e mutável (CIAMPA, 1984). Aspecto identitário (conflituoso, ambíguo, com injunções autoanulativas justapostas) que, como apontamos, está presente na Resolução que define perfil, competências e habilidades. Essa dicotomia, que compreendemos ser também histórica, tende a ser exacerbada no contexto do gerencialismo, nas práticas privatistas do governo do Estado e nos procedimentos pautados pela quantofrenia. Todos estes relacionáveis à forma política do Estado no interior da sociabilidade produtiva, ou seja, à forma política derivada da forma-valor ou forma-mercadoria (MASCARO, 2013).

Assim, muitos se referiram ao que poderíamos denominar esvaziamento do trabalho do supervisor como ente pedagógico, em prol do supervisor como agente de inspeção.

Algumas falas foram emblemáticas e repletas de significado, por exemplo: "Você passa por cima de seus princípios"; "Não gosto de usar meia fina, porque eu não quero falsificar minha pele"; "A secretaria impõe a nossa atribuição [para] que sejamos fiscalizadores"; "Vai ficar doente mesmo, porque a gestão não acredita no que faz".

Como já havíamos percebido em outras pesquisas, no caso com professores da Educação superior, o adoecimento, via de regra, se relaciona a dimensões éticas, políticas, afetivas e identitárias (SILVA, 2015b). O ser social, sujeito histórico, político e desejante, ao ser forjado a fazer algo que corrompe o que acredita, ao ser forjado a buscar metas e atingir índices, distanciando-se da dimensão do trabalho que é substantiva (o fazer pedagógico) em prol do atendimento às demandas da gestão heterônoma, tende a produzir, no limite, uma perda do sentido de seu trabalho. Identidade relativamente corrompida em uma forma de malversação do reconhecimento do/no trabalho. Ser social refratado de seus valores e posicionamentos ético-políticos, ainda que, em última instância, nele possa ser, minimamente, preservada uma "corrente paralela", autêntica, que é refratária à refração que sofre dos ditames socioinstitucionais (SILVA; MANCEBO, 2014).

Mas o que ora assinalamos é que, para agir no contexto que o impinge a agir na conformidade ao gerencialismo e suas prescrições, e, paralelamente, preservar sua autenticidade, é como se tivesse que se conduzir sobre trajetos avessos e incongruentes que, para serem preservados, não podem ser cruzados. Forja-se a clivagem do ego, a divisão do eu deste ser social. Como se dois indivíduos distintos sobrevivessem, e somente assim sobrevivessem, em um ser único, desde que não se comunicassem.

A cisão, produzida no campo social, e psiquicamente interiorizada, configura-se não como um mecanismo típico da psicose, mas sim de uma adaptação análoga à do fetichista que, diante de uma angústia castradora, sentida e vivida como intolerável e mortífera, recorre, inconscientemente, a se cegar em relação ao que sabe e percebe: a ausência do falo (SAFATLE, 2010). Uma sobreadaptação defensiva que requer a cisão como forma de não enlouquecer. Uma colonização de si pelo Outro (institucional, gerencial, prescritivo e normalizador). Cisão que, ao ser produzida, e produzir o ser social "adaptado" a seus contraprincípios, produz o sujeito quase esquizoide, único ser sobrevivente possível. Sujeito no limbo, fronteiriço, no limite da dita normalidade com a perda da realidade, esta típica da psicose. Ser social da pseudonormalidade defensiva, do qual se retira, temporariamente, a criatividade e a capacidade do fantasiar e inventar, e de enfrentar, por meio de subversões criativas, o peso da estrutura social, organizacional e institucional adversa.

Ao negar-se a si neste agir conformado ao gerencialismo e à identidade do "fiscal", o supervisor que é forjado a ser reconhecido pela norma, ou normatismo - e não pelo seu desejo, utilidade, beleza e posição ético-política - mantém o elemento refratário-subversivo de forma despotencializada, somente, e tão somente, pelo uso do mecanismo defensivo da cisão do ego. Tudo de forma incontestavelmente inconsciente, por meio de uma adaptação frágil, forjada no e pela sociabilidade produtiva, quantofrênica e utilitarista.

O supervisor "sem referências" é forjado a ser, ele, em si, "o Estado", em uma relação sem comunicação com seu "eu ideal", que sobra apenas como um vestígio de sua identidade (subjetivamente apropriada, mas objetivamente obstaculizada). Ser refratado, cuja capacidade de refratar o desvio ao qual é lançado se revela (im)potente.

Se, por um lado, a cisão torna sua dimensão viva e criativa atrofiada e a dimensão burocrático-normativa hipostasiada, sob a égide da cisão (fetichizada e não propriamente "enlouquecida"), por outro, o preserva, mas em uma pseudonormalidade adaptativa que, no entanto, não o imuniza do adoecimento, nem da percepção do sofrimento. Estes surgem como forças pulsionais implosivas, carregadas em um confronto não resolvido das pulsões de vida e morte; e a implosão pode eclodir, na forma de estresse, de descompensações psicossomáticas e, não raro, na depressão.

O caso da depressão merece ser mais bem compreendido e diferenciado da noção pela qual é representada socialmente, a saber, a da fraqueza. Nesse caso, seria justamente o contrário. O indivíduo poderia ser compreendido, em certo sentido, como potencialmente fortalecido. Ou seja, é só neste estágio (depressivo), que a couraça defensiva fetichizada cede (a psicodinâmica da defesa não a torna estável nem perdurável para todo e sempre). E é somente quando se irrompe o conflito que o sujeito, então, de forma autêntica, faz cruzar o que não mais se comunicava. E, como resultante desse confronto (ainda) não elaborável, edifica-se a doença, na qual o elemento sensível, aprisionado, só pode se expressar na forma doentia, desta condição mórbida, de caráter afetivo e humoral degradado: a depressão.

Um entrevistado explicitou que, após oito anos na supervisão, estava "decepcionado": "O papel do supervisor tem sido esse de vai, percorre lá agora pra fazer isso, volta para fazer aquilo".

Ele comenta ser algo diametralmente oposto à "expectativa" que "tinha" da "supervisão": "Aquela expectativa que eu tinha da supervisão, superada por essas tarefas, por esse modelo que se sabe lá o que acontece".

O sujeito que sabe de algo que não sabe, que retalia seu desejo e o torna feitor de tarefas sem sentido: "Sabe-se lá o que acontece segunda-feira às oito horas da manhã, né? É isso", verbalizou.

Outra entrevistada nos disse que percebia intentos não realizados: "Eu vou colocar o que eu sinto em seis anos de supervisão. Quando a gente vê colegas de anos de supervisão, a gente percebe que nada mudou".

Ela também mencionou a expectativa frustrada ou negada:

> A minha expectativa enquanto supervisora na questão da minha sala mesmo, tá? Eu vivo intensamente, intensamente tensa. De repente, eu não sei para que caminho vou na segunda-feira, às 8 horas da manhã, que eu tenho que mudar, talvez totalmente, a minha agenda (leia-se, meu próprio eu idealmente concebido, minha identidade libidinalmente investida) por questões imediatistas da secretaria (SUPERVISORA, ENTREVISTA DE GRUPO FOCAL 2).

O planejar que se perde foi evocado: "A gente pauta, planeja, organiza, e, por fim, não realiza". Ao que complementou, de modo a nos remeter à noção de colonização de si pelo Outro (ao mesmo tempo estranho e familiar) (SAFATLE, 2010).

> E percebi isso lá na ponta, lá na escola, a escola tem que ter medida pedagógica, mas ela não consegue perpetuar esse trabalho. O que no nosso sonho como supervisor, ver uma escola ideal, funcionando, para que a gente tenha resultado de nosso trabalho [...]. Eu percebo que eu fujo, chega sábado e domingo eu preciso desligar para poder manter a minha saúde mental, porque se eu levo pra casa meu planejamento, meu trabalho dia a dia, eu me sinto frustrada. Então eu percebo que, como diretora, eu podia realizar. Eu tinha na mão a ferramenta. O dinheiro, a comunidade para me articular. [Mas] Como supervisor, eu tenho a ferramenta na mão do outro (SUPERVISORA, ENTREVISTA DE GRUPO FOCAL 2).

O sentimento da negação de si pelo Outro, forjadora da cisão fetichizada, é o de sufoco, como explicitou outra participante: "Eu me sinto sufocada por esses oito anos de supervisão [...] eu nasci na cidade, conheço todo mundo e eu falava que era supersolidão... eu me via em terra de ninguém", verbalizou.

O não pertencimento a si e a nada, o não ser reconhecida e tampouco se reconhecer, em tom depressivo, de desistência, explicitou-se mais adiante:

> Eu fui para a supervisão achando que iria ser mais útil. Doce ilusão. A vontade era de voltar para casa, porque eu já não tinha casa, não tinha ninguém. Foi difícil. E fui embora. E quero voltar. Mas, no momento, não posso. Estou exilada [...]. A supervisão foi cruel para mim [...]. Então, eu não sei ainda

> como me salvar dessa situação, talvez eu me aposente e me salve. Não vejo a hora de chegar ao meu tempo de aposentadoria. É isso (SUPERVISORA, ENTREVISTA DE GRUPO FOCAL 1).

A questão da humilhação, da identidade e (da perda) do sentido de existência surgiu de forma eloquente na fala de outra participante: "E agora? O que eu sou aqui? Não é esse o meu papel. Não é isso o que eu sou".

A supervisora relata que "precisava ir à escola para fazer, juntar, fiscalizar, mas não para sentar e conversar e discutir com a diretora que escola era aquela". O desespero foi referido ao final de sua fala: "Eu não sabia quem eu era. Eu ficava desesperada".

Outra relatou algo similar: "Você tem 75 escolas e não fala com o diretor [...]. Ninguém está interessado em fazer a formação, fazer o sujeito pensar [...]. Uma frustração tremenda pra gente que quer ver mudanças".

As consequências psicodinâmicas são várias e, por vezes, sobrepostas ou cambiáveis: cisão defensiva; depressão; doenças psicossomáticas. Novamente, revela-se, no discurso do supervisor, o adoecimento psicossomático e o tom da desistência:

> O negócio é meio solitário. Porque não é todo mundo que quer. E isso reflete no corpo da gente. A dor na coluna, no nervo ciático. Uma dor de cabeça, enxaqueca. É [uma] profissão extremamente frustrante. Então, eu desisto, eu vou me aposentar, sim.

Há também discursos na entrevista do Grupo Focal 1 que revelam dois tipos de supervisores: os que, na carreira, almejaram sê-lo, passando pelos papéis de professor e diretor, que são formados para ser gestores, investiram nisso, e se frustram, na maior parte das vezes. E os que o são, digamos, ainda de forma imprecisa, supervisores por acaso. Esses têm mais desconhecimento da profissão e do que deva ser seu papel do que propriamente decepção e desencanto. Não saberiam definir bem ao certo o que os teria "motivado" a ser supervisor. Foram referidos por uma das entrevistadas como "os biqueiros da Educação". Facilmente maleáveis a ser o que não deveriam ser, isto é, a cumprir funções difusas e não propriamente educacionais, como (alguns) diretor(es) de escola que, segundo esta participante, "precisa ser merendeiro", "precisa carregar", "precisa fazer isso e aquilo", ou ainda, "pessoas que não deram certo em ser advogado, não deram certo em ser administrador de empresas, não deram certo em qualquer outra profissão".

Outro entrevistado identificou três grupos de supervisores: "O que não quer nada com nada, quer apenas ganhar o rico dinheirinho [...] não importa o que aconteça, eles estão gostando da escola, porque esses gostam de ser tarefeiros"; "tem o grupo que briga por inutilidades, então vaidades, lugar, manter *status* de supervisor"; "e a terceira ala, que, eu diria, são aqueles que se encontram em parceria com o real da Educação, que é a escola e o alunado, onde tudo acontece, na verdade", indicou, com relativo alívio.

Ao lado da identidade difusa ou da identidade corrompida dos distintos casos, faz-se presente a heteronomia e a ingerência desde fora ("*office boy* de dirigente"), o que é relacionado aos acometimentos de saúde mental e emocional: "Problema de saúde mental e emocional", declarou uma participante da pesquisa, "tem de monte". Ao que acrescentou, sob o sentimento de ameaça: "É a própria secretaria que fica aqui... a gente sente o bafo dela no pescoço o tempo inteiro, ameaçando o tempo inteiro a você a extinguir o seu cargo, né?"

Uma delas se disse "usurpada": "Pra assinar você presta"; "pra assumir culpa você presta"; mas, por outro lado, "o supervisor não presta para nada".

O não reconhecimento seria explicitado no estigma em torno do supervisor, constituído na rede de relações conflituosas entre secretaria, diretoria de Ensino e escolas: "É só um grupo de gente chata que enche o saco do dirigente", ironizou. E completou (no que tange à relação com o diretor de escola): "Você presta para ajudar, mas para criticar, não".

"Nós somos profundamente enganados", queixou-se outra supervisora. Enredados em um "projeto falido", argumentou. "E, com o discurso da qualidade, do capital humano".

Segundo sua visão, "eu vejo que [isso] tem afetado mesmo a saúde dos colegas e o caminho que eu arrumei foi esse": "o da resistência, de buscar lá nas origens do que nós acreditamos, para resistir, né?"

O vestígio do sujeito refratário, no cotidiano da refração que sobre ele se impõe: "A gente vive [tanto tempo] fazendo comunicação pra escola que acaba não sobrando tempo pra supervisão".

A ameaça constante forja o agir burocrático e dificulta o agir idealizado: "Você está ameaçado constantemente, porque se não tiver posto em termo: é você isso, você aquilo", queixou-se outra supervisora. Ela verbalizou: "Eu me sinto escravizada [...] estafa [...] diabetes [...] pressão alta [...] a minha mesa ficou cheia de papel e eu, dormindo, porque meu corpo pregou".

Almejar algo e não realizar, fazer o que é contrário aos princípios, "viver uma mentira", sintetizou uma supervisora: "O supervisor é o marido traído", ironizou. Fala relacionada a uma profunda decepção: "Eu estou cansada de viver em mentiras [...] não gosto de usar meia fina porque eu não quero falsificar a cor da minha pele".

Estranhamento em relação à falsificação forjada de si mesmo pela lógica organizacional e institucional. "Falsa ilusão", "perversidade sistêmica", sintetizou uma. Ao lado da "ilusão", o fingimento: "todos esses desmandos desses projetos que não acontecem [...] eu tenho que fingir que sou aquela que dá conta disso". Outra lamentou: "Construir documentos e uma falsa ideia de Educação".

Ressalta-se que, reiteradamente, a secretaria é evocada como artífice da produção de uma identidade indesejada: "A secretaria nos impõe a nossa atribuição para que [sejamos] fiscalizadores". E, sempre, sob a mira de uma possível '"culpabilização"', vaticinou.

5. Sobre o sujeito imerso na racionalidade instrumental

Sob a égide da racionalidade instrumental e da hipervalorização das metas e resultados divorciados do real efetivo (simbolizado como agir pedagógico), os supervisores, em maior ou menor medida, são correias de transmissão, a contragosto, e de distintas formas, do alastramento da gestão como uma espécie de doença social, com destaque para a quantofrenia e para a sociabilidade produtiva (GAULEJAC, 2007).

Como já apontamos em outra análise (SILVA, 2015a, p. 552),

> o individualismo forjado na sociabilidade instrumental e produtiva, ao mesmo tempo em que incita o plus trabalho solitário, sob a matriz de um Ideal superegoico cruel e feroz, narcísico e ilusório, produz uma espécie de fuga do trabalho coletivo e do que efetivamente se normatiza.
> O individualismo se revela enquanto individualismo negativo, e uma configuração pseudocoletiva subexiste num Ideal normativo fetichizado, em detrimento da construção coletiva e autônoma de uma norma que, assim, perde sua eficácia, simbólica e concreta.

O coletivo fragiliza-se no contexto do império do fetiche como processo de colonização de si e do Outro (SAFATLE, 2010).

Exigências caracterizam-se como contínuas, infindáveis e inatingíveis. Um ideal supostamente compartilhado se esvanece em grande medida sob a égide de um modelo heterônomo, no qual as normas deixam de ser algo substantivo e organizativo.

Como procuramos evidenciar, a clivagem do eu e a sobreadaptação defensiva são um dos produtos das prescrições e injunções paradoxais do gerencialismo.

Apontamos para a gestão como doença social (GAULEJAC, 2007) e a relacionamos a uma crise da eficácia simbólica da Lei ou Norma, que atinge diretamente a subjetividade do supervisor e intensifica as contradições entre o ser social "pedagógico" e o ser social "fiscal".

Constituindo o que Safatle (2010, p. 100) denominou "conjunto heteróclito e clivado", resultante de uma "formação paradoxal de compromisso construída sobre uma estrutura de contrariedades".

Ainda segundo o autor (2010, p. 103-104), ideias opostas coexistem na mente:

> Seu caráter ordinário aparece se aceitarmos que os processos de socialização e de individuação não se apoiam mais, de maneira hegemônica, na função organizadora do recalque e da repressão. Como se a constituição de personalidades coerentes e organizadas não fosse mais o horizonte a guiar o desenvolvimento individual. Situação na qual o Eu deve aparecer

> como espaço heteróclito de contradições que são suspensas sem se resolverem, espaço em que o saber advindo da inscrição da "percepção" e a crença fantasmática estão em contínua dissociação. Em situações de *desagregação de padrões normativos* e de crise de legitimidade, é possível que o Eu tenda a desenvolver-se internalizando o que poderíamos chamar de *estruturas duais de organização*, em que determinações contraditórias convivem de maneira "flexível" no interior de uma *instância psíquica clivada*. Essa seria uma maneira de procurar estabilizar uma decomposição psíquica inevitável quando *os padrões normativos começam a funcionar em situação de anomia* (grifos nossos).

Para Silva (2015a, p. 556-557), a cisão defensiva não se configura como uma patologia, mas sim como sobreadaptação defensiva ou normopatia:

> O que ocorre na normopatia é uma cisão entre duas realidades: a interna e a externa. Embora a regra criada pelo pretenso coletivo seja algo formalizado em atas, registros dos processos decisórios, no campo da subjetividade se produz quase o inverso da sua negação que se dá no concreto, pois o que se "suprime" (no sujeito) é a dimensão da interioridade, na qual o cultural e o simbólico foram inscritos. No normopata se opera um extravio, sendo a realidade interna praticamente suprimida e a externa, sobreinvestida. O sobreinvestimento na realidade externa, no caso, se materializa na ação autômata, barrando o pensamento que faria fazer valer a Lei [...] Na normopatia há uma recusa da alteridade numa espécie de fuga para realidade que ignora a regra como compartilhamento, mas que, paradoxalmente, o sujeito sabe existir quando situado na outra linha (dissociada) de seu ("duplo") eu, heteróclito, contraditório e conflitivo. Configura-se assim uma "hipernormalidade reativa" decorrente de um processo de "sobreadaptação defensiva", (in)conforme à norma, ou melhor, uma Norma(lidade) "falsa ou apenas aparente" (FERRAZ, 2002, p. 22), tal qual o gozo do fetichista (SAFATLE, 2010). Segue-se um padrão estereotipado, e não a norma enquanto regra substantiva e simbolicamente efetiva. Ancora-se na realidade objetiva, numa espécie de psicose às avessas, pois não se trata de perda do contato com a realidade, mas de uma relação hipostasiada com uma realidade já destituída de sua condição de instância constitutiva da subjetividade autêntica e da sociabilidade pautada na ligação e pulsão de vida. A introspecção e a crítica tendem a sucumbir frente ao imperativo categórico da produção

> cuja intensidade praticamente só encontra espaço na medida em que se foge do trabalho coletivo. Atua-se maníaca e solitariamente, e não se interage simbólica e coletivamente.

O normótico tem sua criatividade negada e seu ideal rechaçado pela estrutura organizacional e institucional. Segundo Ferraz (2002, p. 71), resta-lhe apenas o ser "tarefeiro", como lamentaram muitos supervisores:

> É no campo privilegiado da ação, portanto, que sua vida se desenrola, podendo ele, em casos extremos, agir à feição de um robô. O *workaholic* do mundo contemporâneo poderia servir como um bom exemplo disso. Os padrões morais do normótico não fogem à sua usual estereotipia. Assim, não se articulam à culpa originada no conflito entre ego e superego, mas parecem decorrer da simples introjeção de regras e leis, que ditam o que é certo e o que é errado sem apelo a uma conflitiva psíquica.

6. Considerações finais

Procuramos evidenciar os impasses e contradições do/no trabalho do supervisor de Ensino, com base na análise de entrevistas com Grupos Focais que realizamos e debatemos na Apase e no Núcleo de Estudos Trabalho, Saúde e Subjetividade (NETSS).

Apontamos para os dilemas identitários forjados na sociabilidade instrumental e produtiva, sob a égide do gerencialismo e de suas prescrições e injunções paradoxais. Cogitamos a cisão do ego como uma forma frágil de se fazer diante de conflitos e encruzilhadas que tal sociabilidade impõe à subjetividade dos supervisores. Consideramos ainda as doenças psicossomáticas e a depressão como câmbios ou variações em relação à sobreadaptação defensiva da clivagem, que, no caso em questão, apresentava a configuração fetichizada, e não a constituição esquizoide propriamente dita.

O fazer do supervisor tende a se circunscrever em funções limitadas e que são divorciadas do sentido ético e político por ele idealizado.

Predomina o ser social refratado de suas intencionalidades em detrimento de seus potenciais de refratar a refração que sobre ele se recai. O não reconhecimento do/no trabalho pelo Outro (organizacional; institucional) e de si mesmo, deste modo, atua como elemento impeditivo da transmutação do sofrimento em prazer, uma vez que tal possibilidade só se daria mediante o efetivo reconhecimento e do consequente fluir das capacidades dos trabalhadores em questão.

As considerações finais que ora apresentamos, ainda que preocupantes e provisórias, indicam a necessidade de se reestruturarem as condições para o fazer substantivo, educacional e coletivo do trabalho do supervisor, de forma a buscar outros caminhos que não sejam os de sua mera instrumentalização sob os auspícios da gestão como doença social.

Referências

CHEDE, Rosângela Aparecida Ferini Vargas. *A história da supervisão de Ensino paulista*: características institucionais, contradições e perspectivas transformadoras (1965-1989). 2014. 313 p. Tese (Doutorado em Educação) – Universidade Estadual de Campinas, Faculdade de Educação, Campinas, 2014.

CIAMPA, Antonio da Costa. Identidade. *In:* LANE, Silvia; CODO, Wanderley (orgs.). *Psicologia social*: o homem em movimento. São Paulo: Brasiliense, 1984. p. 58-75.

DEJOURS, Christophe. Inteligência prática e sabedoria prática: duas dimensões desconhecidas do trabalho real. *In:* LANCMAN, Selma; SZNELWAR, Laerte (orgs.). *Christophe Dejours*: da psicopatologia à psicodinâmica do trabalho. Rio de Janeiro: Fiocruz, 2004. p. 277-99.

FERRAZ, Flávio Carvalho. *Normopatia.* São Paulo: Casa do Psicólogo, 2002. (Clínica Psicanalítica).

GAULEJAC, Vincent de. *Gestão como doença social*: ideologia, poder gerencialista e fragmentação social. Aparecida: Ideias & Letras, 2007.

GOVERNO DO ESTADO DE SÃO PAULO. Secretaria da Educação. *Resolução SE n. 52, de 14 de agosto de 2013*. Dispõe sobre os perfis, competências e habilidades requeridos dos Profissionais da Educação da rede estadual de Ensino, os referenciais bibliográficos e de legislação, que fundamentam e orientam a organização de exames, concursos e processos seletivos, e dá providências correlatas. São Paulo, 14 ago. 2013. Disponível em: http://www.educacao.sp.gov.br/lise/sislegis/detresol.asp?strAto=201308140052. Acesso em: 26 out. 2020.

MACHADO, Ana Maria Netto. Políticas que impedem o que exigem: dimensões controvertidas na avaliação da pós-graduação brasileira. *Universidade e Sociedade*, Brasília, DF, ano 16, n. 39, fev. 2007.

MASCARO, Alysson Leandro. *Estado e forma política*. São Paulo: Boitempo, 2013.

PIOLLI, Evaldo. *Identidade e trabalho do diretor de escola:* reconhecimento e sofrimento. 2010. 214 f. Tese (Doutorado em Educação) – Universidade Estadual de Campinas, Faculdade de Educação, Campinas, 2010. Disponível em: http://www.repositorio.unicamp.br/handle/REPOSIP/251484. Acesso em: 10 jan. 2022.

SAFATLE, Vladimir. *Fetichismo*: colonizar o outro. Rio de Janeiro: Civilização Brasileira, 2010.

SILVA, Eduardo Pinto e. Adoecimento e sofrimento de professores universitários: dimensões afetivas e ético-políticas. *Revista Psicologia*: Teoria e Prática, São Paulo, v. 17, n. 1, p. 61-71, jan./abr. 2015.

SILVA, Eduardo Pinto e. Individualismo, normopatia e degradação do coletivo: análise de uma crise de gestão departamental no contexto de expansão universitária. *In:* SEMINÁRIO NACIONAL DA REDE UNIVERSITAS-BR, 23., 2015, Belém. *Anais* [...], Belém: Universidade Federal do Pará. Instituto de Ciências da Educação, 2015. p. 550-564.

SILVA, Eduardo Pinto e; MANCEBO, Deise. Subjetividade docente na expansão da UFF: criação, refração e adoecimento. *Fractal: Revista de Psicologia*, Niterói, v. 26, n. 2, p. 479-92, maio/ago. 2014.

SGUISSARDI, Valdemar; SILVA JUNIOR, João dos Reis. *Trabalho intensificado nas federais*: pós-graduação e produtivismo acadêmico. São Paulo: Xamã, 2009. 271 p.

3ª PARTE

ENSAIO PARA UMA TEORIA DE SUPERVISÃO NO SISTEMA DE ENSINO

CAPÍTULO I

Construção de um espaço público de formação[30]

Celestino Alves da Silva Junior

1. Introdução

Revolucionar a formação de professores, objeto e objetivo deste encontro, implica rever a compreensão e o sentido da ideia de revolução. Implica resgatar o termo dos usos aligeirados e das situações banais que o têm envolvido. Implica, consequentemente, restaurar o peso histórico e o significado político de uma proposta de revolução. Se, efetivamente, pretendemos revolucionar, precisamos estar conscientes e convictos da exaustão histórica das formas de análise e dos processos de intervenção até

30 Texto publicado em SILVA JR., C. A. *et al.* (orgs.). *Por uma revolução no campo da formação de professores*. São Paulo: Unesp, 2015.

aqui utilizados no tratamento da situação social que nos desafia com sua inoperância e sua petrificação.

Para uma expressiva corrente de pensadores situada à esquerda do espectro político convencional, as ideias de revolução e de evolução são naturalmente associadas. Uma revolução faz-se na esperança de que, depois dela, uma nova situação se estabeleça e uma nova intencionalidade possa se materializar. Na novidade estaria contido, necessariamente, o avanço da qualidade. Revoluções legitimar-se-iam pela possibilidade da construção de um novo e mais alto patamar de reflexão e ação.

Sociólogos que se pretendem "científicos", ou seja, imunes aos vieses ideológicos, pensam diferentemente. Para eles, o termo revolução tem significado meramente descritivo e não carrega consigo nenhuma conotação axiológica. Podemos chamar de revolução a qualquer movimento de transformação súbita, radical e mais ou menos violenta nas formas de governo e de organização social. O caráter revolucionário seria dado não necessariamente pela direção do movimento, mas pela adesão e o apoio de uma grande parcela da população – sem povo não se faz revolução.

O célebre lema da Revolução Francesa (1789-1799) – "liberdade, igualdade e fraternidade" – deve, sem dúvida, sua perenidade histórica à feliz síntese que foi capaz de elaborar. Não basta que uma ampla camada da população se rebele. É preciso que ela se rebele em busca de ideais que consubstanciam a condição humana.

Falamos até aqui de revolução em seu sentido mais abrangente, referido a transformações em sistemas de governo e na vida de nações. É possível falar também em revoluções em sentidos mais específicos – revolução cultural ou revolução técnico-científica, por exemplo. Nesses casos as transformações radicais se operam em campos determinados da vida social, como fruto da ação organizada de pessoas e instituições que se propõem a alterar radicalmente os valores e as condições de vida e de trabalho vigentes em uma sociedade ou mesmo no plano internacional.

A extensão de uma transformação nem sempre é vislumbrada no início do processo que a determina. Uma revolução localizada pode caminhar para a universalização na medida do potencial civilizatório que carregue consigo ou que faça emergir.

Uma revolução no campo da formação de professores constituirá, sem dúvida, uma revolução cultural. Poderá ou não se constituir também em uma revolução técnico-científica em função do conhecimento sistemático que puder recrutar e da natureza dos saberes que vier a produzir. Na verdade, uma revolução no campo da formação de professores, de base técnico-científica, só poderá se desenvolver no horizonte maior de uma revolução cultural que coloque em questão as crenças, os valores, as idiossincrasias e as inconsistências que historicamente têm marcado a formação de professores no Brasil e na maior parte da civilização ocidental.

Formar professores revolucionariamente significa estar de posse de uma concepção de Educação a ser desenvolvida por esses professores e estar comprometido com um projeto de nação a ser assumido por todos os educadores dessa nação, em especial pelos professores que por ele respondem.

Para que professores possam responder por um projeto de nação, é necessário, porém, que a nação responda por seus professores. Valorizar professores significa valorizar as condições e as relações de trabalho oferecidas aos professores durante sua formação inicial e ao longo de sua formação contínua, que jamais se encerrará. Mais do que nas universidades e nos centros de formação, o professor forma-se próximo a seus alunos, em seu contexto de trabalho e no interior dos limites e dos saberes de sua categoria profissional.

Como já afirmei muitas vezes, o trabalho do professor é autoral e relacional. O professor é sujeito de seu trabalho e não pode, por isso mesmo, ser tomado como objeto de determinações que lhe chegam de fora para dentro ou de cima para baixo. As determinações as quais o sujeito professor se obriga a observar são as determinações constantes do projeto pedagógico de sua escola, que ele, como sujeito participante, se obrigou a construir e a respeitar. As relações que o sujeito professor vivencia são aquelas determinadas pela natureza pedagógica do trabalho que desenvolve. Começam pelos contatos obrigatórios com seus alunos, sem os quais seu trabalho não tem como acontecer, e se prolongam por todo o território escolar, no qual nenhum espaço pode ser subtraído ao seu dever de contribuição e a seu poder de intervenção.

Contribuição e intervenção são atributos inerentes a sua formação e não podem ser deixadas de lado por vontade própria ou por determinação externa. Intervir para contribuir significa para o professor exercitar sua liberdade em favor da igualdade para com seus colegas e em favor da fraternidade dos professores entre si e de todos com seus alunos.

2. Sobre o espaço público como local de formação

Bobbio refere-se a público e privado como "a grande dicotomia" (BOBBIO, 1987, p. 20). De um lado, está o bem comum, o interesse coletivo; de outro, o indivíduo e seus interesses particulares. Dois planos de análise envolvem essa dicotomia. Discute-se mais frequentemente e também mais intensamente a alternância do primado do público sobre o privado e vice-versa. Essa discussão centra-se nas relações entre o Estado e seus cidadãos, ou, entre os direitos comuns e os direitos individuais. A "privatização do público", expressão recorrente na literatura educacional das últimas décadas, permite assinalar a fluidez dessas fronteiras. Por razões ideológicas e econômicas, a ação do Estado é muitas vezes pensada e praticada à luz de critérios e valores particularistas, em detrimento das necessidades gerais da sociedade.

O outro plano da discussão diz respeito à transparência dos atos praticados pelo Estado e pelos próprios cidadãos. Responsável pelo bem-estar coletivo, o Estado será necessariamente "público" no sentido de trazer ao conhecimento geral a origem e natureza de suas ações. Nesse caso o termo oposto a "público" é "secreto" e não "privado". O mundo privado dispõe do direito, negado ao Estado, de não divulgar a origem e a intencionalidade de suas ações, de proteger seus interesses. Aqui a incongruência residiria na figura do "segredo de Estado", já que este estaria moralmente e politicamente obrigado a divulgar e a assegurar o acesso às suas informações.

Ocorre que a "privatização do público" e o "segredo de Estado" costumam ser não apenas defendidos, mas postulados por seus defensores no interior da luta política que necessariamente atravessa os sistemas de governo. Para que seus interesses prevaleçam, os privatistas, ainda que não reconheçam a expressão, valem-se da "ideologia da incompetência do outro" (SILVA JUNIOR, 2000) e proclamam as virtudes de seus "choques de gestão". O "outro" é o Estado, ineficiente por natureza, que só teria a ganhar, assim como os cidadãos, se adotasse os valores e os procedimentos da administração genérico-empresarial, eficiente por natureza em razão de sua "cientificidade". Por sua natural competência, o mundo privado e seus expoentes estariam autorizados a cuidar do bem-estar geral. O "Estado mínimo" constituiria a dimensão ideal da organização política da nação.

Ocorre também que o "segredo de Estado" é apresentado e justificado como de interesse público. Fecha-se, assim, o círculo de nossa perplexidade. Devemos confiar no aparelho do Estado, ao mesmo tempo que o sabemos apropriado pelos interesses privados (SILVA JUNIOR, entre 1990 e 2000).

O ano de 1990 caracterizou-se pela realização do I Congresso Estadual Paulista sobre Formação de Educadores. Parece chegado o tempo de iniciarmos a revolução. A construção de um espaço público de formação de professores começa pela crítica à ingerência privada nos processos de formação e passa necessariamente pela crítica à inapetência do Estado em elaborar e implantar uma política nacional de formação.

Construir um espaço público de formação significa expandir o debate para além das fronteiras acadêmicas em que ele está circunscrito e responder diretamente às tentativas de direcionamento que sobre ele recaem. Significa, pois, estabelecer condições de acesso e de manifestação a todas as forças sociais que têm algo a dizer sobre a questão, começando, necessariamente, pelos maiores interessados em sua solução – os próprios professores.

A voz dos professores tem se mantido estranhamente ausente no debate atual. Estou me referindo, é claro, à voz dos professores da Educação Básica, já que a voz dos professores da Educação Superior é emitida reiteradamente, o que não assegura, de qualquer modo, que ela seja ouvida e analisada criteriosamente. Na verdade, a voz dos professores universitários mais repercute do que influencia os rumos da discussão. Para que seu poder de influência pudesse pautar a direção do debate, os professores universitários da área de Educação teriam que começar por afirmar-se teórica e politicamente diante de seus pares no interior das próprias universidades. Nessas e em suas instituições conexas, a voz dos economistas, por exemplo, é mais solicitada, ofertada e considerada que a voz própria dos educadores.

No momento atual do debate, como sabemos, discute-se mais para quê serve a formação de professores e menos em quê ela consiste ou deve consistir. O pragmatismo econômico é o ponto de referência da discussão e competitividade sua palavra-chave. O que se quer saber é como os professores devem ser formados para que sua atuação assegure as condições necessárias ao sucesso do grande modelo de negócios que atravessa a nação. Pautada pela lógica dos negócios, a formação dos professores deve implicar um mínimo de custos e um máximo de rentabilidade.

Como também sabemos, a Ciência, sob o capitalismo, constitui-se em força produtiva e também em critério de legitimidade. O recurso à Ciência, criadora de tecnologias, permite aprimorar a qualidade dos produtos e acelerar a velocidade de sua produção. Mais do que isso, permite a certificação da validade do que é produzido e do que é afirmado. A ninguém é dado discordar de algo apresentado como cientificamente embasado.

Conforme muito bem assinalou Fourez (1995, p. 97), "a comunidade científica não ocupa uma posição aleatória na sociedade: ela pertence à *classe média de nossa sociedade industrial* [...]" (grifos do autor).

Daí as implicações que o autor (1995, p. 97) também apresenta:

> Ela pertence, portanto, a grupos que não têm um enorme poder social, mas que, assim mesmo, estão no centro da sociedade e tendem a identificar-se com os "interesses da sociedade", tais como definidos pelos grupos privilegiados ou pelos grupos dominantes.

A identificação apontada por Fourez (1995) pode influenciar o comportamento dos cientistas em diferentes aspectos de seu trabalho, desde a escolha dos temas de pesquisa até o tratamento diferenciado dos dados coletados. "Torturar" os dados a fim de que eles "confessem" o que o cientista quer ouvir e divulgar não é prática recorrente apenas no campo da estatística. Ela é também lamentavelmente frequente no conjunto das áreas de conhecimento. Em suma: a comunidade científica não é, necessariamente, mais confiável que qualquer outra corporação e nem seus integrantes são também moralmente superiores a qualquer outro cidadão.

O campo da Educação e, dentro dele, o campo da formação de professores são particularmente vulneráveis aos ataques especulativos de profissionais de outras áreas de conhecimento, quer pela tentativa de minimização das práticas pedagógicas, quer pela tentativa de desqualificação dos valores e princípios pedagógicos. Como a ética não é um atributo naturalmente associável à atividade científica, o fervor economicista não se detém nem mesmo quando a distorção de suas análises é denunciada pela evidência contrária ou quando as "análises" não passam de um rol de enunciados preconceituosos automatizados por sua reiteração.

Salvo as exceções de praxe, estudos econômicos sobre situações escolares tendem a enfatizar (segundo eles, a "desmistificar") dois aspectos básicos da organização do trabalho pedagógico:

a) o salário dos professores;
b) o número de alunos em sala de aula.

De acordo com as conclusões desses estudos, apesar do que a evidência empírica e até o bom senso indicam, ambos os fatores seriam irrelevantes. Professores poderiam dispensar uma remuneração condigna e poderiam trabalhar com um número sempre crescente de alunos. Desde que, é claro, observassem rigorosamente as determinações dos "sistemas de Ensino" que lhes são impostos...

Ao comentar as fragilidades ou mesmo as inadequações da chamada comunidade científica, não estou pretendendo excluí-la do espaço público a ser construído como local de formação de professores. Sua presença, no entanto, deverá ser condicionada ao reconhecimento dos limites de seu poder e de seu próprio saber. Conhecimento científico não é a única forma de saber existente e o conhecimento científico disponível sobre a organização do trabalho pedagógico ainda é claramente insuficiente para responder isoladamente pela complexidade das questões a serem enfrentadas.

A formação de professores não pode, assim, ser delegada aos chamados "especialistas" e não pode ser realizada apenas no interior das instituições em que eles desenvolvem seu trabalho, as universidades e demais instituições de Ensino Superior. Também não pode, evidentemente, ser deixada ao sabor do acaso e da boa vontade de quem por ela se interessar. A proposta de um espaço público de discussão para a formação talvez possa ser associada àquilo que a Habermas (1973, *apud* FOUREZ, 1995) chamou de "processo decisório pragmático-político", ou seja, uma reunião permanente e solidária de "especialistas" e "homens comuns" com vistas à resolução de um problema comum.

Não se trata de um processo "tecnocrático" (em que os "especialistas" determinariam os fins e também os meios), nem mesmo de um processo "decisionista" (em que os "especialistas" determinariam os meios mais eficazes para o alcance dos fins determinados pelos "homens comuns"), mas de um processo de negociação permanente entre "especialistas" e "homens comuns" para a definição dos fins mais relevantes a serem procurados e dos meios mais adequados para que eles sejam alcançados. Não se trata de um problema de gestão. Trata-se de um problema de Educação.

3. Sobre formação e socialização

Formar e formar-se no espaço público obriga a uma distinção necessária entre os conceitos de formação e de socialização. Próximos em seus significados, eles não se reduzem necessariamente um ao outro e seus graus de abrangência também não são equivalentes. A formação desenvolve-se ao longo do processo de socialização e é preciso indagar, consequentemente, como o próprio processo de socialização se desenvolve em uma dada organização social.

Poderíamos chamar de passiva a maneira pela qual um indivíduo se relaciona e se integra habitualmente a um grupo social. Por adesão voluntária ou por rendição necessária, os valores e as determinações do grupo pautam o movimento de integração do indivíduo, que organiza sua ação de acordo com as normas que encontrou em vigência. Nesse sentido, socializar-se é tornar-se mais um.

Poderíamos também chamar de ativa uma forma de socialização entendida pelo indivíduo como "um processo de construção da realidade social" (CANÁRIO, 1999, p. 122). Nessa hipótese e na dependência do comportamento do indivíduo, os constrangimentos externos exercidos sobre ele não serão suficientes para determinar o rumo de seu movimento. Integrar-se não significa necessariamente subordinar-se ou conformar-se. Pode significar construir-se e construir. Construir-se como pessoa exercitando sua subjetividade em favor da construção de uma sociedade que não seja definida apenas como um sistema de dominação.

Pensada como um movimento social contínuo, a socialização costuma ser apresentada como algo "natural". Nesse sentido, formação seria caracterizada pela intencionalidade. Formar alguém passaria necessariamente por situações escolares e de outros contextos de aprendizagem. Formação significaria "dar forma" a práticas de socialização deliberadas. Deliberadas "por quem" e "para que" é a primeira grande pergunta a ser respondida.

Canário (1999, p. 122) analisa a proximidade entre os dois conceitos e apresenta a possibilidade de uma interpenetração entre eles, pela fluidez de suas fronteiras:

> o caráter "natural" das situações de socialização faz delas *situações formativas não intencionais,* enquanto o caráter "construído" das situações de formação as faz parecer como *situações deliberadas de socialização* (grifos do autor).

Se entendermos "o processo de socialização como a base matricial dos processos de formação" (CANÁRIO, 1999, P. 123), entenderemos também grande parte dos problemas que afetam a formação de professores no Brasil. E entenderemos mais ainda a necessidade da discussão pública desses problemas. Nesse momento (escrevo em janeiro de 2014), para os economistas, o Brasil vai mal, apesar do índice mínimo de desemprego e do índice crescente da renda do trabalho. Por essas mesmas razões, para a maioria da população, o Brasil vai bem. Ou seja, os porta-vozes da elite financeira deliberaram que a economia precisa ser alterada para que suas rendas retornem ao patamar obsceno que sempre as caracterizou. Pretendem isso como direito seu, embora o apresentem como necessidade do povo trabalhador.

A formação de professores no Brasil sofre das mesmas vicissitudes que afetam todos os grandes problemas nacionais. A nação que dela necessita não é a "oficial" dos principais veículos de comunicação de massa. É a nação das grandes camadas da população que necessitam do mundo do trabalho para sua subsistência, mas que não podem ter acesso a esse mundo sem desfrutar o direito e a possibilidade de intervir sobre ele, de alterá-lo e de reconstruí-lo de acordo com os valores e os interesses da maioria da população.

Pensada nos termos expostos anteriormente, a formação de professores de que necessitamos parece ser aquela apoiada no questionamento da realidade, na formulação de hipóteses explicativas e propositivas e no domínio do sentido do processo. Isso significa o abandono nos processos de formação de professores do chamado "modo de trabalho pedagógico de tipo transmissivo, de orientação normativa" (LESNE, 1984, p. 43, *apud* CANÁRIO, 1999, p. 125).

Em tal modo de formação, busca-se transmitir "bens culturais em simultâneo com a organização social correspondente" (LESNE, 1984, p. 43, *apud* CANÁRIO, 1999, p. 125). O de que necessitamos é exatamente o contrário disso.

Segundo Canário (1999, p. 125), é da crítica da formação passiva e da afirmação da formação ativa, na qual

> a pessoa em formação é encarada como um agente social, o que significa que são tomados em consideração os efeitos das relações sociais reais, em todos os momentos e aspectos da formação.

Como é óbvio, mas nem sempre lembrado, professores formados acriticamente não podem formar seus alunos como os cidadãos críticos e autônomos tão reclamados pelos projetos pedagógicos de suas escolas.

Ainda que não exclusiva, a forma universitária permanece indispensável nos processos de formação de professores. Deve-se registrar, no entanto, que a forma universitária nem sempre está presente nos programas de formação desenvolvidos em universidades e é preciso registrar também que ela pode se manifestar em instituições que não se constituem em universidades, em sentido estrito. A forma universitária a que nos referimos diz respeito ao caráter pessoal (autoral) das atividades desenvolvidas. O Saber, a Ciência, a Crítica ou a Arte constituem mediações obrigatórias da relação pedagógica entre mestres e discípulos.

Professores universitários obrigam-se por dever de ofício a produzir por meio da investigação que desenvolvem os elementos necessários à formação qualificada dos professores da Educação Básica. A forma universitária distingue-se da forma escolar por sua relação com o saber. Nesta, o saber é quase sempre determinado por um poder externo aos professores. Naquela, o saber é produzido por aqueles que cuidarão também de sua legitimação e de sua circulação.

Os modelos universitários terão sempre seu lugar reservado nos processos de formação de professores na medida de sua contribuição para o entendimento de que o Ensino, em qualquer nível, é sempre tarefa criativa, "que tem o conhecimento preexistente como matéria-prima, mas que elabora um conhecimento novo no próprio ato pedagógico" (NÓVOA, 2013). Isso significa que o exercício do magistério é indutor da produção de conhecimento novo sobre o ato pedagógico e sobre a organização do trabalho escolar.

Se não houvesse outras razões, o próprio bom senso se encarregaria de afirmar que esse conhecimento produzido pela ação do professor precisa ser registrado, sistematizado e debatido para que possa ser incorporado às situações de formação. Para tanto, seus autores, os professores da Educação Básica, precisam dispor de condições de trabalho que lhes permitam proceder da mesma forma que seus colegas professores universitários: investigar sistematicamente os objetos sociais que concentram sua atenção, transformá-los em objetos científicos, ou seja, estabelecer com eles uma relação pessoal de pesquisa e pela difusão de seus resultados contribuir para que o saber docente seja reconhecido como um elemento fundamental na formação de novos professores.

4. Sobre a presença do professor no espaço público de formação

O saber docente, fruto da reflexão do professor sobre o sentido de seu trabalho, até hoje pouco reconhecido, irá se integrar necessariamente ao espaço público de formação se, efetivamente, quisermos reconstruir esse espaço. Consequentemente, a presença física, pessoal do professor formador também se fará necessária.

Nóvoa assinala que, a partir das últimas décadas do século XX, a aquisição progressiva de um estatuto superior (universitário) para a formação de professores implicou a autonomia desse processo em relação à profissão (NÓVOA, 2013). Diferentemente de outras corporações profissionais, como as dos advogados, dos médicos e dos engenheiros, por exemplo, as corporações docentes não estão representadas nos processos de formação e não dispõem do poder de intervenção na organização desses processos, assim como não dispõem também do poder de realizar exames de certificação após a conclusão da formação inicial. Em suma, ser professor da Educação Básica não depende da aprovação dos pares. No limite, para ser professor, basta apenas estar professor.

Se não está assegurado, um espaço público terá de, necessariamente, ser conquistado. A voz do professor terá de se fazer ouvir a partir da formação adquirida e a partir da experiência assumida. A visibilidade e o prestígio social de uma profissão estão diretamente ligados à ação pública de seus integrantes. Submergir no anonimato e no desânimo não será, com certeza, um comportamento adequado à recuperação do reconhecimento público da profissão.

A presença contínua no espaço público de discussão sobre as questões educacionais, embora reconhecidamente difícil diante das condições de trabalho que lhe são impostas, faz-se necessária ao professor para que lhe seja possível propor a revisão da tendência sempre crescente de atribuir à escola e a seus trabalhadores a responsabilidade por missões sociais pelas quais outras instâncias deveriam responder melhor e mais adequadamente. É o caso, entre muitos outros exemplos possíveis, da proteção ambiental, da preservação do patrimônio cultural, da defesa civil, do combate às drogas, da Educação alimentar, do combate à violência doméstica, da prevenção da delinquência juvenil, da Educação para o trânsito, da Educação financeira, entre outros (NÓVOA, 2013).

Mesmo que a escola possa e deva colaborar para o sucesso dessas missões, o autor questiona-se: "[...] será que elas não devem ser assumidas primordialmente por outras instâncias sociais?" (NÓVOA, 2013, p. 14). Não tenho dúvidas nem ninguém de bom senso terá em responder afirmativamente à pergunta. Da mesma forma, ninguém de bom senso discordará do autor em sua afirmação de que, no novo espaço público da Educação, "[...] se poderá celebrar um novo contrato entre os professores e a sociedade" (NÓVOA, 2013, p. 235).

Pede-se aos professores das escolas públicas muito mais do que se lhes dá. Aos acréscimos de tarefas e de responsabilidades, não se segue um acréscimo de remuneração, nem uma melhoria de suas condições de trabalho. As expectativas sociais e as decisões governamentais parecem supor que o tempo dos professores é uma entidade especial diferente do tempo normal das pessoas comuns. Nele tudo caberia e nada poderia deixar de ser feito.

A primeira grande reivindicação a ser negociada pelos professores no novo contrato social pretendido diz respeito à recuperação das fronteiras entre tempo de trabalho e tempo de não trabalho. Para delimitar o tempo de trabalho é necessário retomar a discussão sobre a natureza do trabalho pedagógico, ou seja, sobre o trabalho a ser desenvolvido pelos professores. O que não disser respeito ao trabalho pedagógico propriamente dito não poderá ser considerado tarefa para o professor e não poderá, assim, incidir sobre seu tempo de trabalho obrigatório.

Recuperado o direito de exercer sua profissão nos termos que lhe são próprios, o professor recuperará também sua disposição de prestar contas ao público sobre a qualidade de seu trabalho. Evidenciada essa qualidade, não persistirão os argumentos daqueles que, no dizer de McLaren

(1997, p. 194), estão permanentemente à procura de "um currículo à prova de professores". As ilusões da engenharia do currículo, dos choques de gestão e das novas tecnologias estão no cerne desse pensamento. Podemos chamá-las de ilusões porque todas elas pretenderam o impossível: substituir a pessoa do professor como núcleo da relação pedagógica.

Hannah Arendt recorre à literatura de Homero para assinalar aquelas que, desde a Antiguidade Clássica, vêm sendo consideradas as qualidades identificadoras da pessoa humana: a ação e o discurso. Diz a autora de *A condição humana*: "a estatura do Aquiles homérico só pode ser compreendida quando você o vê como 'o autor de grandes feitos' e o 'pronunciador de grandes palavras'" (ARENDT, 1989, p. 34 [grifos da autora]).

É também de Arendt (1989, p. 58) a afirmação de que "para a excelência, por definição, há sempre a necessidade da presença de outros, e essa presença requer um público formal, constituído pelos pares do indivíduo [...]".

Pela natureza de seu trabalho, o bom professor será sempre o "autor de grandes feitos" e o "pronunciador de grandes palavras". Para que sua excelência seja reconhecida e proclamada, ele terá de agir próximo ao grande público e exercer sua capacidade de discurso para convencer a sociedade da importância e da necessidade de seu trabalho.

5. Sobre os temas e os problemas levados à discussão no espaço público

A formação de professores orientada para a pesquisa parece constituir hoje a marca mais sugestiva de uma possível agenda de discussão pública das questões de formação e de atuação profissional do magistério da Educação Básica. A pesquisa reclamada é a pesquisa das próprias condições em que o trabalho pedagógico se realiza, pesquisa essa a ser desenvolvida pelos professores que realizam o trabalho.

A proposta do "professor reflexivo", depurada e decantada pela crítica acadêmica a que foi submetida, consolidou-se como referência indispensável para o exercício consciente do trabalho pedagógico. Questionamento, interpretação e flexibilidade, atos cognitivos essenciais à vida acadêmica, devem se constituir também em procedimentos habituais no interior das escolas de Educação Básica. Há uma clara necessidade de uma ação coletiva dos professores na luta pela mudança educacional. Os fundamentos dessa ação terão de ser buscados na análise do cotidiano das escolas, e ninguém melhor que seus professores estão credenciados a analisar as situações típicas com que se defrontam. Mais que um método, a pesquisa-ação é um componente obrigatório do trabalho do professor.

Ninguém desconhece, no entanto, as dificuldades dos professores da Educação Básica no Brasil para dar cumprimento a essa obrigação. As dificuldades começam no plano da formação inicial – quase sempre alheia à preocupação com a reflexão sistemática e à preparação dos futuros professores para exercê-la – e culminam com as condições de trabalho existentes nas escolas, que inviabilizam qualquer ação mais consistente do professor para além dos limites da sala de aula, pela indisponibilidade do tempo necessário à sua realização.

A orientação para a pesquisa, referência para formação do professor e para seu trabalho, só se materializará quando uma orientação pela pesquisa se associar a ela. Nesse caso, estou me referindo à pesquisa acadêmica, obrigatória para os professores universitários responsáveis pela formação inicial de seus colegas da Educação Básica.

Privilegiados pela liberdade de escolha de seus temas de investigação, os professores universitários não parecem reunir maior interesse em incluir a escola propriamente dita, a escola como instituição social entre seus objetos de pesquisa preferenciais. Preferem ater-se aos temas filosóficos, políticos e macrossociológicos que, embora fundamentais, não são suficientes para a formação necessária ao professor. Também não parecem muito interessados em estudar a própria Pedagogia, resgatada do tecnicismo dos já distantes anos 1970, reconstruindo-a como espaço necessário à reflexão sobre questões centrais da prática escolar como, por exemplo, a impropriedade de um currículo sempre orientado para a busca de respostas certas.

Essa atitude é fruto da submissão a um tipo de pensamento que Kincheloe (1997, p. 13) muito apropriadamente chamou de "epistemologia da verdade única". Por falta de informação relevante produzida pela academia, o grande público e grande parte da própria universidade tendem a ver a formação do professor muito mais como um problema técnico do que como um processo intelectual.

A Pedagogia pode e deve ser resgatada como um campo de estudos relevante para que ela se torne capaz de dirigir "o processo pelo qual o conhecimento é assegurado na sociedade mais ampla e democraticamente produzido na sala de aula" (KINCHELOE, 1997, p. 215).

Ser pedagogo significa, em última análise, "fazer" Pedagogia, ou seja, fazer avançar o conhecimento existente sobre questões cruciais com as quais os professores têm que se ocupar no cotidiano de suas salas de aula. Algumas dessas questões são comentadas a seguir como exemplos de sua petrificação no tempo em decorrência da ausência de estudos criteriosos a seu respeito. Essas e outras questões podem e devem também estar no centro da discussão sobre Educação, escolas públicas e formação de professores.

Nos termos habituais da discussão, "a escola" tende a ser genericamente considerada, ou seja, ela constituiria um gênero ou uma grande categoria do qual (ou da qual) seriam derivadas duas espécies básicas: a espécie "escola pública" e a espécie "escola privada". Nessa visão dominante, as diferenças entre as duas espécies seriam meramente acidentais, fruto de circunstâncias diferenciadas que poderiam se manifestar eventualmente na trajetória de uma e de outra. Mas se partirmos da consideração das diferenças entre o espaço público e o espaço privado as diferenças entre as espécies de escola adquirem caráter substancial. Uma escola do espaço público é orientada pela lógica do direito à Educação; uma escola do espaço privado é orientada pela lógica do mercado educacional.

As duas lógicas aqui referidas são apontadas já há algum tempo por diversos autores como a principal questão preliminar a ser enfrentada em qualquer debate pedagógico. O que vai pautar o debate: a luta pela materialização de um direito ou a estratégia de compra e venda do mercado? Trata-se de lógicas inconciliáveis e é preciso assumir posição perante elas para participar da discussão.

No que diz respeito a nossa discussão, algumas questões fundamentais começam a emergir. A formação de professores poderia transcender a essa divisão? Quando se pleiteia a formação centrada na escola e a aceitação dos contextos de trabalho como contextos de formação, de qual escola e de quais contextos estamos falando?

O pressuposto implícito parece ser o de que estamos falando das escolas públicas como locais de trabalho e de formação. Nesse caso, como validar os processos de formação se, ao mesmo tempo, a crítica impiedosa às escolas públicas as desqualifica como referências a serem consideradas?

Perguntas como as apresentadas anteriormente obrigam-nos a reconhecer a urgência da constituição de uma agenda de pesquisa que busque responder à complexidade de uma problemática que se arrasta a um tempo demasiadamente longo, sem respostas consistentes. Seria importante a existência de um modelo de escola pública para o País? O tamanho da escola é irrelevante? É possível construir parâmetros para definição do número de alunos em sala de aula? É possível construir parâmetros para definição do número de salas de aula em uma escola? Que influência a remuneração do trabalho do professor exerce sobre a qualidade desse trabalho? Qual a relevância das condições socioeconômicas de origem no desempenho dos alunos? Por que as avaliações de larga escala correspondem mais a imposições de política internacional do que a necessidades de política educacional? Por que não nos dedicamos à construção de uma teoria da escola pública no Brasil? Por que não nos preocupamos com a construção de uma cultura verdadeiramente pedagógica que possa orientar nossas ações no plano educacional?

Colocadas para a discussão no espaço público talvez essas perguntas possam encontrar as respostas que a academia ainda não se dispôs a lhes oferecer.

Referências

ARENDT, Hannah. *A condição humana.* 4. ed. Rio de Janeiro: Forense Universitária, 1989.

BOBBIO, Norberto. *Estado, governo, sociedade*: para uma teoria geral da política. Tradução de Marco Aurelio Nogueira. Rio de Janeiro: Paz e Terra, 1987.

CANÁRIO, Rui. *Educação de adultos*: um campo e uma problemática. Lisboa: Educa, 1999.

FOUREZ, Gérard. *A construção das ciências*: introdução à filosofia e à ética das ciências. Tradução de Luiz Paulo Rouanet. São Paulo: Editora Unesp, 1995.

KINCHELOE, Joe L. *A formação do professor como compromisso político*: mapeando o pós-moderno. Porto Alegre: Artmed, 1997.

MCLAREN, Peter. *A vida nas escolas*: uma introdução à pedagogia crítica nos fundamentos da educação. 2. ed. Porto Alegre: Artmed, 1997.

NÓVOA, António. Nada substitui um bom professor. *In:* GATTI, Bernardete Angelina; SILVA JUNIOR, Celestino Alves da; PAGOTTO, Maria Dalva Silva; NICOLETTI, Maria da Graça (orgs.). *Por uma política nacional de formação de professores.* São Paulo: Editora Unesp, 2013.

SILVA JUNIOR, Celestino Alves da. *A escola pública como local de trabalho.* 3. ed. São Paulo: Cortez Editora, 1993.

SILVA JUNIOR, Celestino Alves da. A ideologia da incompetência do outro e outras ideologias de conveniência na relação neoliberalismo e educação. *In:* SILVA JUNIOR, Celestino Alves da; BUENO, Maria Sylvia; JÚNIOR, Paulo Ghiraldelli; MARRACH, Sonia A. (orgs.). *Infância, educação e neoliberalismo.* 2. ed. São Paulo: Cortez Editora, 2000.

CAPÍTULO II

Escola pública: direito fundamental (a humanização em questão) O que a supervisão tem a ver com isso?

Helenice Maria Sbrogio Muramoto

"O homem deve ser concebido como um bloco histórico de elementos subjetivos e individuais e elementos de massa – objetivos ou materiais – com os quais o indivíduo está em relação ativa. Transformar o mundo exterior, as relações gerais, significa fortalecer a si mesmo, desenvolver a si mesmo. É uma ilusão, é um erro, supor que o 'melhoramento' ético seja puramente individual: a síntese dos elementos, constitutivos da individualidade, é individual, mas ela não se realiza e desenvolve sem uma atividade para o exterior, atividade transformadora das relações externas, desde as com a natureza e com os outros homens – em vários níveis, nos diversos círculos em que se vive – até a relação máxima, que abraça todo o gênero humano. Por isso, é possível dizer que o homem é essencialmente 'político', já que a atividade para transformar e dirigir conscientemente os homens realiza a sua 'humanidade', a sua 'natureza humana'" (Gramsci, 1986).

[Ou seja: Creio na "Comunhão dos Santos"]

"Uma escola pública é mais do que uma escola privada porque os trabalhadores que se reúnem em seu interior não têm apenas de produzir 'passagens' que signifiquem 'elevações' individuais. Eles têm que produzir, individual e coletivamente, a grande 'passagem' do direito postulado à realização efetiva da educação popular. [...] Apenas ela se incumbe de pensar e realizar a educação do conjunto da população; de conceber e promover a materialização do interesse coletivo."

(Celestino Alves da Silva Junior)

1. Escola para todos... Todos?

A escola (sozinha) não produz a desigualdade social e também (sozinha) não pode acabar com ela. Trabalhar com Educação Escolar no contexto das sociedades urbano-industriais, com modo de produção capitalista, é lidar com a distribuição de lugares sociais e de oportunidades de humanização, por meio da apropriação, ou não, de conhecimento sistematizado, o qual, embutido na máquina, na tecnologia, é exigido do trabalhador, do consumidor, de todos, porque está presente nas práticas sociais em geral e, especificamente, nas práticas produtivas que lhe correspondem.

Desde a formação/unificação dos Estados Nacionais, na busca de superar a divisão própria do feudalismo, a Educação Escolar, erigindo-se em sistemas, já participa como elemento constitutivo das sociedades no mundo contemporâneo.

Como analisa Saviani (1994):

> Até a Idade Média, a escrita era algo secundário e subordinado a formas de produção que não implicavam seu domínio. Na Época Moderna, a incorporação da ciência ao processo produtivo envolve a exigência da disseminação dos códigos formais, do código da escrita. O direito positivo é registrado por escrito, muito diferentemente do natural, que é espontâneo, transmitido pelos costumes. O domínio da escrita se converte, assim, em uma necessidade generalizada. Com efeito, já que não existe ciência oral (a ciência implica registro escrito), ao incorporar a ciência, a cidade incorpora, na sua forma de organização, a exigência do domínio da escrita. Esta é uma questão que ainda hoje está presente, ou seja, o desenvolvimento da Escola vinculado ao desenvolvimento das relações urbanas [...]. Por aí é possível compreender exatamente por que esta sociedade moderna e burguesa levanta a bandeira da escolarização universal, gratuita, obrigatória e leiga. A escolaridade básica deve ser estendida a todos.

O Brasil, país com proporções continentais, teve um capitalismo tardio e dependente do internacional.

Do século XVI ao XIX, a nação sofreu um processo de colonização portuguesa, com trabalho escravo de negros traficados da costa africana.

A Educação Escolar, sobretudo nos primeiros séculos, foi a ministrada pelos jesuítas, e preparou os filhos dos representantes locais dos colonizadores para o prosseguimento de estudos, realizados, muitas vezes, na Europa. Os jesuítas ocuparam-se também da catequese e das escolas de primeiras letras.

Ao longo do século XIX, o Brasil foi de Colônia a Reino Unido (1815), tornou-se Império (1822) e, 67 anos depois, República (1889). Sediou, a partir de 1808, a corte portuguesa, que nele se exilou, em decorrência do movimento histórico europeu; depois, dom Pedro I, herdeiro do trono português, que ficara no Reino Unido como príncipe-regente, proclamou a Independência do Brasil e tornou-se seu primeiro imperador; voltou para Portugal com o objetivo de assumir a coroa portuguesa, passando o trono brasileiro a seu filho, dom Pedro II, o qual perdeu em 1889, com a Proclamação da República, um ano e meio após a Abolição da Escravatura, assinada por sua filha, a princesa Isabel, quando o substituía. Nesse contexto, o poder político atendia aos interesses econômicos dos exportadores de café, produto que sustentava a economia nacional, sem participação das pessoas comuns, dos trabalhadores, do povo em geral.

A despeito do que constava na Constituição e leis do império sobre escolas primárias e gratuitas para todos, o Estado desincumbiu-se delas e voltou-se ao Ensino Secundário e Superior, garantindo, aos mais ricos, prestígio e diplomas para acesso a altos cargos e profissões liberais.

No início do século XX, já no período republicano, "menos de três por cento da população frequentava a escola em todos os seus níveis, e 90% da população adulta era analfabeta" (PATTO, 1987, p. 464). No decorrer dos anos 1900, a urbanização e a industrialização vão colocando, crescentemente, a exigência de Educação Escolar para as camadas populares, Educação que se organizou num sistema dual que persiste: uma escola para quem "precisa trabalhar logo" e outra para quem "pode seguir estudando".

O poder político seguiu nas mãos dos grupos de elite e a serviço de seus interesses, prioritariamente. Do final dos anos 1930 ao início dos anos 1980, o País teve dois períodos de exceção: a ditadura Vargas (de 1937 a 1945) e a Ditadura Militar (de 1964 a 1983/1984). Ao longo desse mesmo século, no campo educacional, surgiram propostas, movimentos, reformas, embates, buscando superação e avanço. E, igual a "ilhas", algumas experiências educacionais públicas tiveram êxito, soando, porém, como exceções, por vezes sufocadas pelo governante da época, preocupado com o "perigo" de elas expandirem-se. Houve avanço também na legislação, no sentido da garantia de direitos, por vezes, aprovada a custo, e nem sempre respeitada.

Nas últimas décadas, o avanço do capitalismo, em sua etapa monopolista e transnacional, com a correspondente ideologia neoliberal que tende à mercantilização de todas as coisas, ameaça a oferta de escola pública de qualidade para todos, como uma importante mediação para a humanização. A ilusão ideológica faz crer (porque faz parecer) que a qualidade da escola é a excelência de serviços educacionais que poucos podem comprar/pagar, nas escolas particulares. Faz pais iludidos aplaudirem a privatização de recursos públicos na compra de vagas de Educação Infantil em escolas e creches privadas. Faz crer, ainda, que se obtém qualidade de desempenho pedagógico, gratificando professores e escolas públicas cujos alunos obtiveram as melhores classificações nas avaliações padronizadas.

A presente publicação, inclusive, representa uma das formas da imensa luta de educadores compromissados em garantir a todos esse direito à Educação Pública, de qualidade social, pois, como analisa Severino (1992), nas condições históricas concretas em que vivemos, essa escola,

> enquanto instituição social, continua sendo praticamente um dos únicos recursos de que a maioria da população dispõe para inserir-se no processo de construção de sua humanização [...], pelos instrumentos que ela fornece para a integração das crianças no mundo do trabalho, no mundo das instituições da cidadania e no mundo da cultura simbólica.

A esse respeito, a lembrança de Rodrigues (1987, p. 64-65) pode ser encorajadora. Foi exemplo de educador engajado em "assegurar às classes subalternas o acesso a esse instrumental de luta social": "as armas preparadas pela Educação Escolar, como as da Cultura, da Ciência e da Técnica". A esse respeito, ele convoca seus companheiros educadores:

Devemos, então, voltar a direção da nossa preocupação para o terreno próprio da Educação Escolar, e perguntar: que condições devem ser preenchidas para que a escola, ainda na sociedade burguesa, possa cumprir o seu papel de força auxiliar no componente da luta social pela transformação da história? Como incorporar as suas diversas instâncias e os papéis desenvolvidos no interior da escola, desde as classes de alfabetização, para que essa função totalizadora seja desempenhada? Como organizar a escola e a sua prática pedagógica de modo que, na qualidade das suas ações, ela esteja encaminhando os diversos segmentos sociais para a compreensão do mundo e para a incorporação de uma nova visão de mundo a ser construída?

2. A natureza do trabalho educativo e da administração da escola pública

O trabalho educativo escolar como um todo e também, especificamente, o didático-pedagógico, implicam grande complexidade, pois articulam muitos sujeitos, diferentes áreas de conhecimento, orientações pedagógicas e curriculares oficiais, normas legais, influências acadêmicas e diferentes posições político-ideológicas.

Esse trabalho tem natureza de obra social e histórico-cultural. Ele lida com desenvolvimento humano integral e com a apropriação ativa do conhecimento sistematizado. É interdisciplinar e, necessariamente, compartilhado. Demanda médio e longo prazos e participa da produção do "tecido social", das formas de pensar, sentir e agir que caracterizam as sociedades urbano-industriais.

2.1. A especificidade da administração da escola

Esse trabalho educativo é desenvolvido em escolas, organizações sociais de caráter institucional, as quais, como todas as organizações sociais, precisam ser administradas.

A esse respeito, Bussmann (*In:* VEIGA, 2007, p. 40) destaca a especificidade da administração da Educação, a qual deve

> estar referida permanentemente:
> a) à sua missão que, por sua vez, define-se pelas concepções dos elementos inerentes à sua razão de existir, que são o homem, a sociedade, o conhecimento;
> b) ao seu público-alvo;
> c) ao ambiente em que opera. Público e ambiente que apresentam características socioeconômicas e culturais diferenciadas que condicionam também as condições de acesso à escola.

Ainda de acordo com Bussmann (2007, p. 44),

> como atividade regular das organizações a administração é articuladora dos meios para atingir fins desejados e definidos. Todos os membros da organização administram. Mas como atividade de chefia a administração torna-se mais complexa e apresenta-se como gerenciadora e/ou articuladora de pessoas.

Essa necessidade de um "trabalho sobre o trabalho" desenvolvido na atividade-fim (o Ensino), para que elas atinjam suas finalidades, caracteriza as escolas como "organizações sociais complexas".

Bussmann reforça o entendimento de que a gerência e a articulação das pessoas nas organizações não podem assumir a característica da gerência de recursos materiais, argumentando que, "além de desperdício, esse procedimento conduz à desmotivação, à alienação e a atitudes negativas diante da organização". Isso porque, conforme destaca, as pessoas "são o único componente das organizações dotado de ação própria, inteligência e vontade. Daí serem, obviamente, os únicos agentes organizacionais, no sentido de serem capazes de gerar outros recursos e resultados (materiais, financeiros, qualidade de vida, ideias, posições etc.)".

E, sobre esse aspecto, Bussmann (2007, p. 46) conclui:

No caso da organização escolar as questões éticas e administrativas têm a ver com a questão pedagógica. A equipe diretiva ou coordenadora, a quem cabe gerenciar o pessoal docente, discente, técnico-administrativo e de serviços, não pode dissociar da tarefa de gerência seu caráter formativo, razão maior da ação escolar a ser expressa no seu projeto político-pedagógico.

2.2. Expressar, no projeto político-pedagógico da escola, o caráter formativo da ação administrativa

Ao alertar-nos de que é preciso consolidar, no espaço que a escola pública ocupou quantitativamente, também sua qualidade educacional, Severino (1992, p. 66) defende que, para isso, "ela precisa ser o lugar de um projeto educacional", buscando-se assegurar a intencionalidade da Educação. Ele analisa que

> a escola é o lugar do entrecruzamento do projeto coletivo e político da sociedade com os projetos pessoais e existenciais dos educadores. É ela que viabiliza a possibilidade de as ações pedagógicas dos educadores tornarem-se educacionais, na medida em que as impregna das finalidades políticas da cidadania que interessa aos educandos, por meio do dimensionamento político do projeto social, para que sua ação tenha real significação enquanto mediação da humanização dos educandos.

Segundo as reflexões do autor, as condições para a efetivação desse trabalho se realizariam se a escola pública "se tornasse a encarnação de um projeto, isto é, um todo articulado, em que as partes funcionassem integradamente em função de objetivos intencionalizados".

Para isso, é preciso que a direção/coordenação das escolas (supervisão intraescolar) atue como articuladora do coletivo de educadores.

Para Linhares (1997, p. 73), trata-se, nesse caso, de "uma divisão técnica do trabalho", demandada pela "complexidade do trabalho pedagógico da escola" e com o objetivo de fortalecê-lo, vincando-o "por um projeto de escola que não se mediocrize, que não renuncie a si mesma em sua especificidade de instituição de Ensino e aprendizagem" e que busque "responder aos apelos éticos que, de forma intensa, atravessam a atual crise da civilização".

Segundo a mesma autora (1997, p. 69):

> Se nossa sociedade e nossa escola não tivessem que responder à demanda dos pobres, desses 'trabalhadores sem trabalho', desses 'estudantes sem estudo', desses lavradores sem terra, desses que, com dificuldade, entram nas emergências dos 'hospitais sem a esperança da saúde', bastariam remendos leves na política econômica, social e educacional. Mas os pobres e miseráveis penetram na cidade, na escola, e sacodem o presente e nos fazem olhar o futuro, num exercício ousado de instituir o novo ou abdicar da democracia, da convivência, da própria humanidade.

3. A desigualdade social dentro e fora da escola pública

Tais apelos éticos provocam a reflexão sobre a sociedade que temos e a sociedade que queremos, ou seja, qual Projeto Social mais amplo é almejado?

Um desses apelos é dirigido à escola pública que, em todas as suas "moradas", tem a presença cada vez mais expressiva das camadas populares. Essa presença, como analisa Vale (1993), traz novos desafios, possibilidades e dificuldades, embora as características físicas, exteriores, e o funcionamento rotineiro dessa escola possam fazer parecer que ela continua a mesma dos anos 1950.

Na escola pública atual, estão presentes e se confrontam "situações de classe" e "culturas de classe" diversas e que correspondem a desiguais "pontos de entrada" das crianças na escola, quanto à apropriação da cultura letrada.

A respeito dessa realidade, na qual interesses antagônicos estariam em jogo, produzindo escolas com potencial formador desigual, Vale (1993) defende a importância política de a escola pública, cuja maioria do alunado procede das camadas populares, "atender com qualidade à quantidade que lhe bate às portas".

Tal atendimento, do ponto de vista didático-pedagógico e técnico-administrativo, consistiria em fazer que a experiência escolar de todos os alunos tivesse êxito, levando ao domínio de ferramentas básicas – ler, escrever, calcular, investigar, criar, avaliar - que permitirão a caminhada da heteronomia para a autonomia, da dependência para a independência, da continuidade para a ruptura, da intuição ao pensamento analítico, do simples ao complexo e assim por diante.

3.1. O que vem acontecendo?

Com a chegada dessa "nova" clientela, a escola fez, frequentemente, o de sempre, o mesmo que se sabia e se costumava fazer, oferecendo, do mesmo, a todos. O que antes dava certo com crianças que vinham de ambientes familiares letrados, com suas hipóteses a respeito da leitura e da escrita mais próximas da lógica silábica das cartilhas, começou a falhar. A abordagem padronizada, e não igualitária, de condições reais diversas e desiguais, sem conseguir enxergar e respeitar a diversidade com vistas à equalização, não tem conseguido traduzir em efetivo trabalho didático-pedagógico o direito constitucional à escola de qualidade.

Tal equívoco pedagógico pode ser parcialmente explicado pela presença de práticas pedagógicas e administrativas que correspondem à concepção de conhecimento como algo pronto que se transmite de modo direto, do professor que o armazenou para os alunos que o recebem, sem dialogar com o processo de construção de conhecimento vivido por esses alunos, sujeitos que se alfabetizam quando vivenciam práticas sociais de leitura e de escrita num processo de comunicação.

Como argumenta Freire (1992, p. 68-70), a busca do conhecimento é "dialógica":

> Vê-se assim que a busca do conhecimento que se reduz à pura relação sujeito cognoscente-objeto cognoscível, rompendo a "estrutura dialógica" do conhecimento, está equivocada, por maior que seja sua tradição.
> Equivocada também está a concepção segundo a qual o quefazer educativo é um ato de transmissão ou de extensão sistemática do saber.
> A Educação, pelo contrário, em lugar de ser esta transferência do saber - que o torna quase "morto", é situação gnosiológica em seu sentido mais amplo.

> [...]
> A Educação é comunicação, é diálogo, na medida em que não é transferência de saber, mas um encontro de sujeitos interlocutores que buscam a significação dos significados.
> [...]
> [...] a comunicação verdadeira não nos parece estar na exclusiva transferência ou transmissão do conhecimento de um sujeito a outro, mas em sua coparticipação no ato de compreender a significação do significado. Esta é uma comunicação que se faz criticamente.

Esses equívocos de abordagem têm resultado no fracasso escolar de grande parte das crianças provenientes das classes populares, aprofundando a desigualdade social, rebaixando a autoestima dos estudantes e prejudicando sua aprendizagem e sua participação social e política, uma vez que esse processo os responsabiliza pelo seu fracasso, com a seguinte lógica: "foi tudo igual para todos e muitos se saíram bem, 'demonstrando', assim, que a incapacidade é daqueles que não o conseguiram". Desse modo e, quase sempre, com muito trabalho, a escola acaba participando da desigual distribuição de lugares sociais e de remuneração do trabalho, a qual destina o que há de melhor àqueles legitimados pela escola como os "mais capazes", adotando esse o critério como o "mais justo".

3.2. Como transformar isso?

As questões didático-pedagógicas possuem implicações políticas e éticas, exigindo uma abordagem que não é individual, embora não se possa prescindir de todas as contribuições individuais, como se argumentou em relação ao projeto político-pedagógico da escola (SEVERINO, 1992; BUSSMANN [*In:* VEIGA, 2007, p. 40]).

Diferentemente, a transformação exige todo um trabalho de desvelamento de concepções subjacentes às práticas pedagógicas e administrativas vigentes, trabalho esse necessário porque há uma interdependência entre concepções e práticas e elas só mudam conjuntamente, conforme explica a "visão de unidade" da relação teoria/prática na formação do educador (*In:* CANDAU; LELIS, 2002, p. 60-65).

Ao coordenar os esforços dos professores (na ação e na reflexão) para buscar garantir aprendizagens significativas para todos, a administração da escola manifesta seu caráter pedagógico (BUSSMANN, 2007). Trata-se de um cuidado intencional da direção/coordenação (supervisão intraescolar), inerente ao desenvolvimento do projeto educacional, o qual revela uma autêntica "administração educacional e escolar" (VALE, 1993).

Como bem explicita Josso (1988, p. 39):

> É porque não temos ilusões quanto à autonomia espontânea dos adultos, que procuramos os meios de favorecer um processo de autonomização através do acompanhamento dos adultos-alunos, na sua aprendizagem da reflexibilidade. [...]. Ou seja, trabalhamos com eles para pormos em evidência o facto de que eles são os sujeitos mais ou menos ativos ou passivos de sua formação e de que podem dar-se a si próprios os meios de serem sujeitos cada vez mais conscientes.

Por essa razão, a administração da Educação, por ser responsável pela "coordenação do esforço humano coletivo" (PARO, 1986, p. 57), com vistas a garantir a racionalidade quanto aos fins do processo educacional, implica, necessariamente, cuidar da formação continuada dos educadores, em cada uma das "moradas" da escola pública.

Mas qual formação continuada?

4. A formação continuada que se tem e aquela da qual se necessita

A formação continuada presente na política educacional de governos estaduais e municipais tem oferecido cursos, palestras, treinamentos, subsídios à administração e ao trabalho pedagógico escolar, sem vinculação orgânica com o trabalho pedagógico e administrativo em andamento e sem a reflexão sobre ele, na própria escola, de modo a contemplar as reais necessidades formativas dos profissionais. A lógica tem sido de "completar lacunas da formação acadêmica inicial", "atualizar os profissionais licenciados há já algum tempo", transmitir "inovações tecnológicas". "Passar" conteúdos, conhecimentos "prontos".

Embora de qualidade acadêmica geralmente reconhecida, os docentes e os textos envolvidos nas ações de formação continuada oficiais não conseguem atingir as práticas didático-pedagógicas e de gestão, porque não dialogam com elas e com as concepções que lhes são subjacentes.

Mesmo as ações oferecidas por iniciativa do setor pedagógico de órgãos regionais, mais próximos das escolas, como as diretorias de Ensino estaduais. Isso porque o formato lógico dessas ações supõe que os profissionais em formação sejam "vazios de teoria" (BARRETO; BARRETO, 1990) e apoia-se em uma visão "associativa ou positivo-tecnológica" da relação teoria/prática, em que "a teoria sabe das coisas, vem antes e comanda; e, à prática, cabe obedecer-lhe" (CANDAU; LELIS, 2002, p. 61-62).

A partir do século XX, embora venham sendo elaboradas contribuições teóricas importantes sobre desenvolvimento humano, linguagem, conhecimento e aprendizagem, assim como sobre a democratização da sociedade e da Educação Escolar, as quais podem subsidiar uma reflexão crítica e solidária, na direção das transformações necessárias, tal subsídio não se dá automaticamente, por apropriação direta e aplicação imediata.

A simples presença dessas contribuições em textos da formação acadêmica inicial dos professores, ou mesmo em programas de formação continuada oficiais, assume o significado de "discurso" do outro, cujas concepções/explicações, mesmo que bem aceitas, não penetram a ação didático-pedagógica em andamento, pois os educadores que a desenvolvem não são "vazios de teoria". Neles, o espaço da teoria está "ocupado" por concepções subjacentes que correspondem a suas práticas atuais. Essas concepções precisam ser "escavadas" por meio da reflexão sobre as práticas, tomando o trabalho pedagógico como "'objeto' sobre o qual se pode pensar" (WEISZ; SANCHEZ, 2000, p. 123-125), e indagando "os porquês" dos "comos" praticados, levantando e testando hipóteses (BARRETO; BARRETO, 1990).

Tal reflexão corresponde às relações dialéticas entre planejar/realizar/avaliar/reconstruir crítica e criativamente o trabalho educativo da escola, relações essas vividas por seu coletivo de educadores, pois, como afirma Silva Junior (1990, p. 148), "a escola pública é o único local de trabalho em que, por natureza, o trabalho deve ser concebido, organizado e executado pelos trabalhadores que o integram".

Por essas razões, a formação continuada coerente com essa compreensão é a do exercício crítico e compartilhado da profissão. Isso supõe a organização e o funcionamento da escola articulados ao desenvolvimento de um trabalho educativo coletivamente intencionado por meio de um projeto, com uma coordenação da ação e da reflexão dos educadores voltada ao desenvolvimento desse projeto. Corresponde à concepção de formação continuada dos profissionais educadores centrada na escola, no trabalho pedagógico intencionado e desenvolvido por seu coletivo de educadores. Essa compreensão é corroborada por reflexões e argumentações de Azanha (2006), Pimenta (1999), Fusari (1997), Nóvoa (1992), Zeichner (1993), Imbernón (2010), Alarcão (2003) e de outros pesquisadores da área.

Desse modo, produz-se um "solo fértil" para enraizar contribuições de ações de formação continuada diversas, por iniciativa pessoal ou mesmo por convocação, como aquelas oficiais, com o formato lógico já mencionado, fazendo-as chegar à relação didático-pedagógica com os alunos. Isto porque, com a "caixa-preta" (das concepções subjacentes) aberta pela reflexão sobre as práticas, os profissionais articulam os conceitos e explicações, oferecidos nessas ocasiões, com suas próprias hipóteses e perguntas, transformando, por reconstrução crítica, concepções e práticas interligadamente.

4.1. Exercício da profissão e formação profissional

Se o exercício da profissão é vivido assim, de modo crítico, reflexivo, dialogal, ele pode ser considerado não só um dos níveis de formação, mas o nível formador por excelência. Ele corresponde a um terceiro nível da formação profissional, em relação ao qual o segundo é o nível escolar ou acadêmico e, o primeiro, o da classe social de origem, com suas condições objetivas e sua cultura (modos de pensar, sentir e agir).

O nível escolar ou acadêmico tende a ser considerado o único na formação profissional, pelo fato de que confere diplomas aos concluintes dos cursos, habilitando-os para o mercado de trabalho, o que lhes dá visibilidade, num contexto social burocratizado, como o atual.

No seio da classe social de origem, tem início a formação da imagem do que é aquela profissão determinada, de sua importância na sociedade, comparada à de outras com as quais se tem contato próximo. A situação de classe corresponde às condições objetivas em que se realizam os estudos durante a Educação Básica, e que também vão influenciar a formação profissional como um todo, pois elas podem, por exemplo, favorecer esses estudos, ou não; obrigar o estudante a repartir o tempo entre escola e trabalho, ou não, configurando condições e oportunidades desiguais. Esse nível "subterrâneo" da formação profissional permanece pouco visível, sem estudos e pesquisas que demonstrem a real influência que a classe social de origem tem na formação e atuação dos profissionais.

4.1.1. Exercício da profissão, formação e carreira

Faz todo o sentido a docência, a direção de escola e a supervisão de Ensino integrarem uma mesma carreira profissional na Educação Escolar Pública. O caráter formativo da profissão tem base no exercício da atividade-fim: a relação professor/aluno e o trabalho didático-pedagógico em uma escola concreta. Tal vivência é indispensável na preparação daqueles que se propuserem a exercer a direção/coordenação, colocando-se a serviço do trabalho de coletivos de educadores, em determinada escola, ou como supervisores de Ensino em conjunto de escolas, articuladas em um sistema.

Por essa e outras razões, a administração geral do sistema educativo, por meio de sua política educacional, deve cuidar da integração da formação continuada no projeto educacional. Quanto a esse aspecto, cabe lembrar um exemplo (e, infelizmente, uma exceção), de política pública articulando administração da Educação com formação, desenvolvida na cidade de São Paulo, quando Paulo Freire esteve à frente da Secretaria Municipal de Educação.

Conforme Freire (1995, p. 80),

> Nesta administração, um dos programas prioritários em que estou profundamente empenhado é o de formação permanente dos educadores, por entender que os educadores necessitam de uma prática político-pedagógica séria e competente que responda à nova fisionomia da escola que se busca construir.
> Seis são os princípios básicos do programa de formação de educadores desta Secretaria:
> O educador é o sujeito de sua prática, cumprindo a ele criá-la e recriá-la.
> A formação do educador deve instrumentalizá-lo para que ele crie e recrie a sua prática através da reflexão sobre o seu cotidiano.
> A formação do educador deve ser constante, sistematizada, porque a prática se faz e se refaz.
> A prática pedagógica requer a compreensão da própria gênese do conhecimento, ou seja, de como se dá o processo de conhecer.
> O programa de formação de educadores é condição para o processo de reorientação curricular da escola.
> O programa de formação de educadores terá como eixos básicos:
> • a fisionomia da escola que se quer, enquanto horizonte da nova proposta pedagógica;
> • a necessidade de suprir elementos de formação básica aos educadores nas diferentes áreas do conhecimento humano;
> • a apropriação, pelos educadores, dos avanços científicos do conhecimento humano que possam contribuir para a qualificação da escola que se quer.

4.2. A participação: princípio da gestão democrática (tão difícil quanto imprescindível)

No caso de profissões que envolvem um fazer interdisciplinar, complexo, necessariamente coletivo e compartilhado, mediado por um projeto, como acontece com o magistério, só uma gestão participativa, democrática, pode viabilizar esse trabalho com as condições de exercer a profissão de modo formador, porque reflexivo, crítico e criativo, em um agir comunicativo.

Mas a organização e o funcionamento da escola e do sistema não oferecem condições fundamentais para isso, as quais dizem respeito à jornada de trabalho docente (com vinculação em uma ou mais unidades escolares), ao horário para trabalho pedagógico coletivo, com equipe de direção/coordenação, articulando a participação de todos na elaboração e desenvolvimento do projeto político-pedagógico da escola e de sua correspondente proposta curricular (SILVA JUNIOR, 1990).

Também a cultura política da sociedade brasileira não favorece a participação das pessoas comuns, como sujeitos da história, como cidadãos. Formada por diversas nações e culturas, ela foi marcada por quase quatrocentos anos de colonização apoiada no trabalho escravo.

A trajetória do País para a independência e a república, no século XIX, foi operada "do alto", pela elite. No século XX, com a urbanização e a industrialização, um capitalismo tardio e dependente foi implantado e trouxe consigo a valorização do modelo de organização burocrática, hierárquico, piramidal, tendo, ainda, no mesmo século, o País passado por dois períodos de ditadura.

Esse quadro agravou-se, nas últimas décadas, com a ideologia neoliberal que se orienta pela lógica da mercadoria (própria da exploração capitalista ampliada), e que leva à privatização do "espaço público" e à "mercantilização de todas as coisas", fazendo "encolher" a participação e a cidadania. A mesma lógica nutre uma ilusão ideológica que leva a travestir diferenças em desigualdade, buscando, ao encontrá-las, classificar quem ou o quê é superior e quem ou o quê é inferior.

A cultura política resultante é a de não participar do debate, da tomada de decisões que afetam o coletivo, o próprio futuro e o dos outros. As pessoas comuns silenciam-se, como se não tivessem o que dizer ou não tivessem o direito de fazê-lo. Essa dificuldade em participar efetivamente, ligada à cultura política e à ideologia do contexto social mais amplo, é reforçada pela organização burocrática, a qual está presente em todas as organizações, incluindo as escolas e os sistemas de Ensino, nos quais, muitas vezes, a participação de seus profissionais reduz-se à "homologação", em que a pessoa leu ou ouviu o que foi elaborado/decidido/apresentado e, ao assinar que está ciente daquele conteúdo, ela o endossa.

4.3. Burocracia: entendê-la para aprender a superá-la

Motta (1984), estudioso da Teoria da Administração, situa o surgimento histórico da organização burocrática desde a antiguidade remota e analisa sua articulação com o capitalismo industrial e a impregnação ideológica das relações sociais em geral por suas concepções subjacentes. O autor aponta, no movimento histórico, que a burocracia significou superação de formas de organização pré-burocráticas, apoiadas em seleção por relações sociais e linhagem familiar; promoção por favoritismo e corrupção; bases de especialização por arbitrariedade ou hereditariedade; hierarquia correspondente às classes sociais; regras ditadas pela tradição ou capricho; mandato dependente de favores; tratamento dos clientes: pessoal ou particularista.

No Brasil atual, no âmbito das organizações sociais públicas, incluindo as da área da Educação, encontramos "sobrevivências culturais" dessas formas pré-burocráticas, conflitantes com interesse público. Por outro lado, ouvem-se queixas contra a burocracia que, na verdade, apontam para disfunções da burocracia, como o excesso de "papelada", deixando a organização burocrática, propriamente dita, seus princípios, sua lógica, fora da crítica, porque, inclusive, fora do conhecimento, da análise e reflexão (MURAMOTO, 1991, p. 50).

Como diversos estudos têm demonstrado, grande parte dos profissionais que estão em exercício nos postos de administração/supervisão assumem o paradigma burocrático, historicamente congênito ao capitalismo industrial, como o mais adequado e procuram cumprir estritamente suas funções formalmente estabelecidas, evitando correr riscos, mandando fazer e cobrando, inspecionando, documentando.

A burocratização da organização escolar atinge também a relação professor/alunos e o trabalho didático-pedagógico, afetando-o negativamente com padronizações incoerentes com a criatividade implicada no processo de desenvolvimento e aprendizagem (LENHARD, 1998).

A necessidade de entender a burocracia para aprender a superá-la é enfatizada por Motta e Pereira (1983, p. 9):

> Escrever sobre burocracia é descrever um mundo muito presente, onde a liberdade não se apresenta como realidade, mas como um desejo permanentemente frustrado. Escrever sobre burocracia é denúncia e é esperança. Se tantos percebem a história como caminho de libertação do homem consciente de seu destino, então é preciso perceber os auxílios e os entraves que a própria história coloca. É preciso entender, mas não basta entender. Se precisamos entender a burocracia, precisamos também aprender a superá-la.

5. A organização do trabalho em cada uma das "moradas" da escola pública e no conjunto delas todas: com qual lógica?

Nas sociedades capitalistas de classe, as escolas públicas vinculam-se à organização burocrática do próprio Estado (SILVA JUNIOR, 1990), com as implicações de conflitos de interesses, decorrentes das contradições oriundas das relações de exploração do trabalho no sistema produtivo dessa sociedade.

Estudos e pesquisas, assim como a observação informada e atenta, permitem situar contradições presentes entre o disposto no âmbito formal legal (o qual expressa um equilíbrio de forças entre interesses contraditórios, em cada contexto histórico) e o que é efetivamente implementado nas escolas públicas, em sua estrutura organizacional e em suas condições de funcionamento para a realização de seus fins, legalmente proclamados.

Na sociedade brasileira, assim como nas demais sociedades contemporâneas, são definidos, em nível nacional, os pontos principais da Educação Escolar. Aqui, nas últimas décadas, ela vem sendo influenciada, crescentemente, por diretrizes e acordos internacionais. Na Constituição Federal atual (1988), em seus arts. 205 a 214, são declarados objetivos, princípios, níveis e recursos para a Educação Nacional. No art. 208, estabelece-se o direito público subjetivo à Educação e, articuladamente, o dever do Estado em garanti-lo mediante sua oferta diferenciada para atender a diferentes condições. No art. 210, admite-se a iniciativa privada na oferta de Educação, desde que avaliado o cumprimento das diretrizes curriculares e normas legais pertinentes.

Em consonância com essa Constituição, a Lei de Diretrizes e Bases da Educação Nacional (atualmente a de n. 9.394/1996), assim como as demais diretrizes dela derivadas em instrumentos legais específicos, estabelecem os princípios e os objetivos da Educação Nacional, sua organização em níveis e etapas, suas modalidades, seus conteúdos curriculares comuns, assim como diretrizes para organização e funcionamento das escolas, sua gestão, a avaliação das aprendizagens, a formação de professores. Há uma base comum a ser garantida no currículo, na estrutura organizacional e no funcionamento de todas as escolas do País.

Para garantia do direito público subjetivo à Educação e cumprimento dos princípios e diretrizes da Educação Nacional, a supervisão de sistema é organizada de modos diversos em diferentes Estados e municípios do Brasil, cumprindo assim função de Estado, entre elas, avaliar para autorizar, ou não, estabelecimentos de Ensino mantidos pela iniciativa privada, e verificar a regularidade do funcionamento dos autorizados para validar os resultados escolares de seus alunos.

5.1. Presença da supervisão pedagógica intraescolar: lições do "já vivido"

A partir da década de 1970, introduziu-se, na organização da escola, em alguns Estados brasileiros, a figura de um supervisor, um professor experiente e geralmente licenciado em Pedagogia, que recebeu, no Estado de São Paulo, a denominação de "coordenador pedagógico" e, na maioria dos Estados brasileiros, o nome de "supervisor pedagógico", ou "supervisor escolar", ou "supervisor educacional".

Em alguns Estados, geralmente no âmbito das secretarias de Educação, esses profissionais formaram associações, as quais promoveram sete encontros nacionais, os Encontros Nacionais dos Supervisores Educacionais (Enses), do final dos anos 1970 ao início dos anos 1980, nos quais as reflexões sobre o trabalho em desenvolvimento na supervisão intraescolar eram compartilhadas, debatidas, enriquecidas e, algumas vezes, publicadas.

Nesse contexto histórico do País, os cursos de Pedagogia instalaram a Habilitação de Supervisão, geralmente integrada ao departamento de Didática, com foco no trabalho didático-pedagógico intraescolar.

5.1.1. E as condições objetivas de trabalho pedagógico coletivo?

Em relação à atuação de coordenadores pedagógicos no Estado de São Paulo, Muramoto (1991, p. 41-42) analisa que a atuação desses profissionais em escolas públicas classificadas como "carentes" nas quais "a presença de coordenadores pedagógicos não se fez acompanhar de condições de trabalho conjunto entre pares", houve tendência à burocratização das relações com "um certo 'amarramento' do trabalho". Ela cita um estudo de Cruz (1981, p. 111-112), no qual se constatou que, no início do ano letivo, o horário de aulas era organizado sem a preocupação de garantir os encontros, resultando que a atuação do Coordenador Pedagógico acentuou aspectos de controle burocrático, principalmente a documentação do trabalho do professor, o qual cumpria suas horas-atividade nas "janelas" de seu horário de aulas.

Muramoto (1991, p. 42) aponta que, sem as condições de articulação de trabalho coletivo,

> o coordenador era, via de regra, mais um para "dar ordens", para pedir "papelada". Em muitos casos, criou clima de ordens e contraordens, com o diretor, em relação aos professores; em muitos outros, virou um misto de secretário com assistente de diretor.

Diferentemente, as experiências dos Ginásios/Colégios Vocacionais, do Experimental da Lapa e seus GEPs, e da Escola de Aplicação da USP, com condições institucionais de encontro entre pares, de participação efetiva, e com equipes de supervisão intraescolar, articuladas à direção da escola, desenvolveram trabalho educativo, orientado por um projeto de formação humana e cidadã, o qual deu certo, com egressos críticos, propositivos, criativos, participantes.

No entanto, naquele contexto de ditadura, esses bons resultados foram vistos como "ameaçadores", e a ideia inicial de expandir tal modelo para outras tantas escolas públicas do Estado de São Paulo se extinguiu. Aliou-se a desculpa do custo que acarretaria, com a ideia de que essas escolas eram privilégio para poucos e de que formavam subversivos e, então, os Vocacionais foram fechados, educadores processados.

O Experimental da Lapa e a Escola de Aplicação da USP, que funcionavam com pessoal concursado efetivo do Estado, que eram afastados por um determinado período, foram sendo submetidos a "cortes" e restrições. Depois de algumas investidas mais fortes, de tempos em tempos, o governo estadual paulista acabou com o Experimental. A Escola de Aplicação passou por processos reorganização, intermediados por docentes do curso de Pedagogia daquela universidade.

Essas experiências de trabalho "sobreviveram" no testemunho de seus artífices, os quais as documentaram em dissertações e teses acadêmicas e delas se valeram ao atuarem na formação de educadores, no Ensino Médio e no Superior, como também para prosseguirem trabalhando no sistema público estadual.

5.1.2. Políticas de governo e sua descontinuidade

Posteriormente, houve alguns projetos governamentais como o Escola Padrão e o Cefam, que dotavam as poucas escolas que os sediavam de algumas condições melhores de organização e funcionamento. Mas, o primeiro, em vez de avaliação, aprimoramento e extensão à rede toda, como era promessa, foi abandonado. Os Cefams tiveram resultados positivos, algumas vezes analisados em pesquisas acadêmicas, mas também foram encerrados porque ficaria bem mais barato recrutar professores egressos de cursos de Pedagogia particulares.

Como se pode perceber com tristeza e indignação, e como tem sido denunciado pelas entidades de profissionais da Educação Pública, a política educacional não se tem caracterizado como política de Estado, com vistas a garantir o direito à Educação Pública de qualidade, mas como política de governo. Não provê condições de organização e funcionamento coerentes e adequadas à natureza do trabalho educativo: vínculo, jornada e horário de trabalho pedagógico coletivo para todos, remuneração digna, coordenação do esforço humano coletivo, para que, em cada escola, os profissionais organizem seu trabalho, construam e desenvolvam projeto educacional próprio de cada escola.

Em vez disso, governos recém-eleitos colocam a figura de "professores-coordenadores pedagógicos", *ad hoc*, para implementar projetos que consideram "vitrines" de sua gestão e investimento eleitoral, descontinuando projetos em andamento, sem avaliá-los, sendo estes muitas vezes parecidos com o novo, mas com outro nome. Muitos desses "professores-coordenadores pedagógicos", depois de vivenciar essa função-atividade por algum tempo, pedem para voltar à sala de aula, por razões diversas que inviabilizam seu trabalho. Nos casos em que também foram atribuídas a eles, no âmbito das unidades escolares, funções relativas a programas oficiais de formação continuada, coordenados por órgãos centrais, quando esses professores deixam voluntariamente a função, há prejuízo na realização desses programas, pois sem esse elo os conteúdos veiculados pelas ações nos níveis central e regional não chegam às unidades escolares de onde esses professores coordenadores saíram.

6. Supervisão de sistema vivida no Estado de São Paulo

No Estado de São Paulo, a supervisão de sistema é exercida pelos supervisores de Ensino, último cargo da carreira do magistério, o qual é provido por concurso público e compõe o Grupo de Supervisores, na estrutura burocrática intermediária da Secretaria da Educação, as diretorias regionais de Ensino (antigas delegacias de Ensino).

Nesse estado, os supervisores de Ensino são "herdeiros" dos antigos inspetores escolares e não fazem parte da equipe da escola, mas devem prestar serviço ao trabalho educativo como um todo, desenvolvido pela equipe escolar, em cada uma das "moradas" da escola pública. O acompanhamento dos supervisores de Ensino ao trabalho educativo desenvolvido assume a forma de assessoria à equipe de direção/coordenação e abrange aspectos formais legais, administrativos e pedagógicos. De acordo com a necessidade, a assessoria se dá na forma de orientação em reuniões gerais ou de setor, em visitas à escola ou em entrevistas (conversas), na sede da diretoria, e ainda, em comunicações por telefone ou correio eletrônico.

Os supervisores de ensino são encarregados, no respectivo sistema, de veicular informações dos órgãos centrais e intermediários às escolas e destas para eles, com vistas ao funcionamento das rotinas escolares, ao cumprimento de diretrizes curriculares e à realização de procedimentos administrativos diversos.

Quando designados pela autoridade superior, os supervisores compõem comissões para autorização ou reconhecimento de estabelecimentos de Ensino particulares, para diligências ou para sindicâncias, em escolas públicas ou particulares, para a verificação de irregularidades que devam ser corrigidas.

Isso é o que está formalmente previsto.

6.1. Questionamentos entre os próprios supervisores

Há décadas, questiona-se, de quando em quando, se o sistema não deveria ter agentes de supervisão diferentes para a rede pública e para a particular. O argumento principal é a sobrecarga de trabalho, seguido da justificativa de que os mantenedores podem pagar assessorias e lá não tem muito o que fazer, poderiam ter outro tipo de supervisor do Estado. Ao contrário, explicam, os supervisores deveriam ficar só para as escolas públicas que precisam mais. O "pano de fundo" dos argumentos é uma visão do supervisor que ajuda, ensina, cobre lacunas, orienta, fiscaliza e corrige. Essa visão "subalterniza", de certa forma, os profissionais da escola pública e ignora a pertença e interdependência das diferentes escolas a um mesmo sistema, voltado a garantir o direito à Educação a todos e cada um dos brasileiros, para além do sangue, do sobrenome e do poder aquisitivo.

Outro questionamento, mais frequente, é se os supervisores não deveriam formar dois subgrupos, um cuidando dos aspectos pedagógicos e, outro, dos administrativos, nas escolas públicas. Cada escola teria, então, dois supervisores, um para cada aspecto. Nesse caso, o argumento é que cada um lidaria com o aspecto de que mais gosta e para o qual estivesse mais bem preparado, podendo fazer um trabalho melhor. Nesse questionamento, parece ausente o próprio conceito de administração como um processo que articula e subordina os meios aos fins educacionais, orientando-se pelo projeto político-pedagógico.

6.1.1. As relações com os órgãos centrais

Supervisores de Ensino que anteriormente exerceram funções docentes e técnico-administrativas na equipe escolar, ao desenvolverem seu trabalho entre as escolas do setor que lhes compete e compartilharem informações com os demais supervisores para debaterem problemas e encaminharem soluções, ficam com uma boa visão da realidade do conjunto das escolas do local ou região em que atuam. Se ouvidos pelos definidores das políticas educacionais regionais e centrais do sistema estadual (como, aliás, legalmente previsto), se incluídos como participantes de debates para se chegar a diagnósticos e analisar alternativas de solução para os problemas locais, regionais e gerais, eles seriam colaboradores insubstituíveis. Mas tais condutas de dirigentes foram esporádicas, pontuais.

Além disso, já para o final da década de 1980, dirigentes de órgãos centrais começaram a considerar os supervisores de ensino como "do contra", isso porque, quando chamados para receberem instruções para a implementação dos projetos dos governos recém-eleitos, esses supervisores, pelo conhecimento que tinham construído sobre o funcionamento das escolas, por meio de seu acompanhamento, advertiam sobre a existência de outros projetos parecidos, que não poderiam simplesmente ser abandonados, que precisavam ser avaliados para serem aprimorados ou encerrados.

Também argumentavam que tal ou tal outro procedimento não daria certo, por essa ou por aquela razão, explicando o porquê. Nos anos 1990, pouco a pouco, foram deixando-os de lado, tentando introduzir outras figuras para veicular os projetos governamentais que, apenas depois de implantados, ficavam sob o acompanhamento oficial dos supervisores, na organização burocrática do sistema de Ensino. Inclusive, aconteceu de, em algum projeto do governo em que haviam deixado os supervisores de lado, terem de incluí-los "na emergência", quando se percebeu que, sem eles, o mesmo soçobraria.

Com uma política pública que ignora a natureza de obra sociocultural e interdisciplinar do trabalho educativo escolar, os governos têm precarizado a estrutura e o funcionamento das unidades escolares, deixando de prover os profissionais necessários e as condições objetivas para a construção coletiva e democrática de projetos educativos e para sua continuidade e avanço com vistas a garantir o direito à Educação pública de qualidade para todos.

6.1.2. Garantir direitos, apesar do governo de plantão

Desde os anos 1990, a Secretaria Estadual da Educação de São Paulo procurou, em outros países, encontrar modelos de supervisão de sistema que julgava mais adequados de acordo com seus critérios, cada vez mais ajustados à lógica economicista da ideologia neoliberal. Como pretendesse modificar a supervisão do Ensino no Estado de São Paulo, a secretaria postergou a realização de concurso público de supervisores, em um período de muitas aposentadorias em consequência das mudanças no sistema e nas regras da previdência, trazendo problemas graves de desrespeito a direitos e normas legais, em algumas diretorias, pela atuação imprópria de substitutos sem a qualificação necessária. O Sindicato Apase precisou recorrer ao Ministério Público para que o concurso fosse realizado.

Recentemente, via Conselho Estadual de Educação, a Secretaria de Educação tentou interferir na supervisão de sistema, usurpando-lhe, exatamente, os atributos de função de Estado para agir no sistema como tal, visando garantir o cumprimento das diretrizes constitucionais e da legislação maior, nas escolas públicas e nas privadas e, na assessoria às primeiras, articular aspectos administrativos e pedagógicos, subordinando os primeiros aos segundos. Pretendeu-se iludir os supervisores de que estariam aliviando sua sobrecarga de trabalho e, ao mesmo tempo, transformá-los em "coordenadores pedagógicos volantes" para simular atendimento às escolas desfalcadas de profissionais.

6.1.3. Dirigente regional que não ajuda atrapalha

Também os critérios de escolha dos dirigentes regionais de Ensino, nas últimas décadas, não têm incluído a exigência de experiência na direção/coordenação da escola e de supervisão de sistema, a despeito da óbvia pertinência desse critério. Fica, assim, uma responsabilidade aumentada para o grupo de supervisores no cumprimento de sua função de Estado em relação à Educação Escolar como direito. Ou seja, em muitos casos, os supervisores precisam ficar atentos para propor e argumentar, com o dirigente, encaminhamentos que eles avaliem como mais adequados e/ou necessários e, também, para oporem-se a medidas descabidas.

Nesse sentido, evidencia-se a importância de que o grupo se reúna regularmente para refletir sobre seu trabalho com as escolas da diretoria, assim como para estudar e debater conteúdos inerentes a suas funções.

7. Entre a escola e a sociedade que se tem e a escola e a sociedade que se quer

A resposta positiva ao apelo ético pela escola pública de qualidade para todos envolve construção conjunta de seu projeto, o que implica debate e embates, reflexão, proposição e argumentação entre educadores de uma mesma escola, entre os das escolas de uma mesma localidade, de toda uma região, de um Estado, de todo o País. Envolve superar a cultura política de não participação, de subalternização e assujeitamento e vivenciar formas de "comunicação dialogal" para "construir conhecimento sobre a realidade compartilhada", agir sobre ela, transformá-la (FREIRE, 1992, p. 52).

Há profissionais da Educação, em todas as posições do sistema de Ensino, compromissados com as transformações necessárias, mas a "frutificação" desse compromisso depende da articulação dos sujeitos para transformar a escola e a sociedade que se tem na escola e na sociedade que se quer. Não se trata de unanimidade e ela não é necessária, nem ao menos salutar.

É, porém, oportuno e valioso que em cada escola, em cada diretoria de Ensino, em sindicatos da categoria (e até em equipes de órgãos centrais das Secretarias de Estado e nas Câmaras de Vereadores e Assembleias de Deputados), formem-se "pequenos grupos" em torno de "ideias fortes", que correspondem a interesses universais, no sentido da transformação pretendida (HELLER, 1985). Serão como "fermento na massa". Esse caminhar que compartilha o processo de ação/reflexão/ação, referindo o conhecimento à realidade concreta, permitirá, aos sujeitos, encontrarem as "possibilidades que fazem parte desta realidade" (GRAMSCI, 1986, p. 47).

Com esse entendimento, a supervisão de sistema pode "fazer a diferença" ao articular as equipes de direção/coordenação das escolas para refletirem sobre sua atuação, vivenciando metodologia dialogal, com debate argumentativo de propostas, de modo a preparar (desafiar e apoiar) diretores, vices e coordenadores, que são supervisores intraescolares, para atuarem de forma análoga com os professores na organização e desenvolvimento do trabalho educativo de cada escola.

Defende-se uma supervisão que caminha junto, que propõe e faz com, contribui, argumenta, contrapropõe, incentiva ou adverte fraternalmente, sempre atenta à mediação da realidade concreta do trabalho educativo em andamento e a seu horizonte de humanização.

7.1. Formando a "consciência do nós" pelo modo de caminhar: a Apase

> Também enquanto indivíduo, portanto, é o homem um ser genérico, já que é produto e expressão de suas relações sociais, herdeiro e preservador do desenvolvimento humano; mas o representante do humano-genérico não é jamais um homem sozinho, mas sempre a integração (tribo, demos, estamento, classe, nação, humanidade) – bem como, frequentemente, várias integrações – cuja parte consciente é o homem e na qual se forma sua "consciência de nós" (HELLER, 1985, p. 21).

No contexto da abertura do processo democrático no País, no início dos anos 1980, assim como outras categorias, os supervisores de ensino fundaram sua entidade: Associação Paulista dos Supervisores do Magistério Estadual – Apase, depois transformada em sindicato.

Com atenção aos desafios que a Educação Pública estava vivenciando, além de suas reuniões e assembleias ordinárias, a Apase passou a organizar encontros anuais com temas importantes da Educação, referentes à política educacional, às questões curriculares e didático-pedagógicas, às de gestão/administração/supervisão. Esses encontros, no formato de curso, mantêm-se até os dias atuais e têm agregado a contribuição de pesquisadores das universidades para conferências, palestras, reflexões e debates. Há muitos anos, esses eventos passaram a ter seu conteúdo registrado na *Revista Apase*, permitindo a disseminação das discussões entre os supervisores que, em sua maioria, não podem participar do encontro. Também o jornal da entidade sempre veiculou matérias ligadas às necessidades do trabalho da supervisão, tendo sido criado um suplemento de legislação, primeiro mantido impresso e, depois, *on-line*.

Com a municipalização do Ensino Fundamental no Estado de São Paulo, a Apase tem acolhido, nos encontros anuais, colegas supervisores dos sistemas criados nos municípios. Essa aproximação foi facilitada com a contratação, por diversos municípios, de supervisores estaduais recém-aposentados para ajudarem a organizar o sistema municipal. Alguns deles foram convidados e tornaram-se secretários municipais de Educação.

Um número significativo de supervisores tem cursado pós-graduação, aprofundando seus estudos com a orientação da universidade e a Apase vem abrindo espaço para divulgação de dissertações e teses sobre a Educação Escolar e a supervisão, nos encontros, no jornal da entidade e nas sessões de estudos.

O compromisso ético e político da ação supervisora com o direito à escola pública de qualidade e à humanização mantém-se vivo na Apase, "amalgamado" a sua atuação trabalhista, como testemunha a presente publicação, como uma das formas de luta liderada por essa entidade.

Referências

ALARCÃO, Isabel. *Professores reflexivos em uma escola reflexiva.* São Paulo: Cortez Editora, 2003.

AZANHA, José Mario Pires. *A formação do professor e outros escritos.* São Paulo: Senac, 2006.

BARRETO, José Carlos; BARRETO, Vera. Formação de Alfabetizadores. *Caderno de Educação Popular*, Rio de Janeiro, n. 17, p. 54-61, 1990.

BUSSMANN, Antônia Carvalho. O projeto político-pedagógico e a gestão da escola. *In:* VEIGA, Ilma P. Alencastro (org.). *O projeto político-pedagógico da escola*: uma construção possível. Campinas: Papirus, 2007.

CANDAU, Vera Maria; LELIS, Isabel Alice. A relação teoria-prática na formação do educador. *In:* CANDAU, Vera Maria (org.). *Rumo a uma nova didática.* 8. ed. Petrópolis: Vozes, 2002.

CRUZ, Maria Yvoneti da. *Influências atuantes nas expectativas e percepções a respeito das funções de supervisão escolar entre professores e especialistas de Educação.* 1981. 132 f. Dissertação (Mestrado em Educação) – Faculdade de Educação, Universidade Estadual de Campinas, Campinas, 1981.

FREIRE, Paulo. *A Educação na cidade.* 2. ed. São Paulo: Cortez Editora, 1995.

FREIRE, Paulo. *Extensão ou comunicação?* 10. ed. Rio de Janeiro: Paz e Terra, 1992.

FUSARI, José Cerchi. *Formação contínua de educadores*: um estudo de representações de coordenadores pedagógicos da Secretaria Municipal de Educação de São Paulo.

(SMESP). 1997. Tese (Doutorado em Educação) – Faculdade de Educação, Universidade de São Paulo, São Paulo, 1997.

GRAMSCI, Antonio. *Concepção dialética da história.* 6. ed. Rio de Janeiro: Civilização Brasileira, 1986.

HELLER, Agnes. *O cotidiano e a história.* 2. ed. Rio de Janeiro: Paz e Terra, 1985.

IMBERNÓN, Francisco. *Formação continuada de professores.* Porto Alegre: Artmed, 2010.

JOSSO, Christine. Da formação do sujeito ao sujeito da formação. *In:* NÓVOA, António; FINGER, Matthias (orgs.). *O método (auto)biográfico e a formação.* Lisboa: Ministério da Saúde, 1988.

LENHARD, Rudolf. *Escola*: dúvidas e reflexões. São Paulo: Moderna, 1998.

LINHARES, Célia Frazão. O direito ao saber com sabor: supervisão e formação de professores na escola pública. *In:* SILVA JUNIOR, Celestino Alves da; RANGEL, Mary (orgs.). *Nove olhares sobre a supervisão.* Campinas: Papirus, 1997.

MOTTA, Fernando C. P. *Teoria Geral da Administração.* 11. ed. São Paulo: Pioneira, 1984.

MOTTA, Fernando C. P.; PEREIRA, Luiz C. Bresser. *Introdução à organização burocrática.* 3. ed. São Paulo: Brasiliense, 1983.

MURAMOTO, Helenice Maria Sbrogio. *Supervisão da escola, para que te quero?*: uma proposta aos profissionais da educação na Escola Pública. São Paulo: Iglu, 1991.

NÓVOA, António. *Os professores e sua formação.* Lisboa: Dom Quixote, 1992.

PARO, Vitor Henrique. *Administração Escolar:* uma introdução crítica. São Paulo: Cortez Editora; Autores Associados, 1986.

PATTO, Maria Helena Souza. *A produção do fracasso escolar:* histórias de submissão e rebeldia. 1987. Tese (Livre-Docência) – Instituo de Psicologia da Universidade de São Paulo, São Paulo, 1987.

PIMENTA, Selma Garrido (org.). *Saberes pedagógicos e atividade docente.* São Paulo: Cortez Editora, 1999.

RODRIGUES, Neidson. *Por uma nova escola*: o transitório e o permanente na educação. 6. ed. São Paulo: Cortez Editora; Autores Associados, 1987.

SAVIANI, Dermeval. *Desafios para a construção coletiva da ação supervisora*: uma abordagem histórica. Ideias, Campinas, v. 24, p. 95-105, 1994.

SEVERINO, Antônio Joaquim. *A escola de 1º Grau*: organização e funcionamento. Ideias, Campinas, n. 11, p. 61-70, 1992.

SILVA JUNIOR, Celestino Alves da. *A escola pública como local de trabalho*. São Paulo: Cortez Editora; Autores Associados, 1990.

SILVA JUNIOR, Celestino Alves da. Organização do trabalho na escola pública: o pedagógico e o administrativo na ação supervisora. *In:* SILVA JUNIOR, Celestino Alves da; RANGEL, Mary (orgs.). *Nove olhares sobre a supervisão*. Campinas: Papirus Editora, 1997.

SILVA JUNIOR, Celestino Alves da; RANGEL JUNIOR, Mary (orgs.). *Nove olhares sobre a supervisão*. Campinas: Papirus Editora, 1997.

VALE, José Mizael Ferreira do. *Administração educacional e escolar*. São Paulo: FDE, 1993. v. 16. (Ideias).

WEISZ, Telma; SANCHEZ, Ana. *O diálogo entre o ensino e a aprendizagem*. 2. ed. São Paulo: Ática, 2000.

ZEICHNER, Kenneth M. *A formação reflexiva de professores:* ideias e práticas. Lisboa: Educa, 1993.

CAPÍTULO III

Ensaio para uma teoria de supervisão no sistema de Ensino: por uma práxis emancipatória para a garantia do direito à Educação

Evaldo Piolli
Roberto Heloani
Rosângela Ferini Chede

1. Introdução: por uma teoria de supervisão no sistema de Ensino

Este capítulo tem por objetivo destacar a importância da supervisão inserida nos debates e elaboração de políticas públicas educacionais referentes à gestão do sistema de Ensino, tendo em vista a consolidação de pressupostos institucionais próprios para uma teoria de supervisão no sistema de Ensino. Por hipótese defende-se a supervisão no sistema de Ensino, direcionada a uma práxis emancipatória para a garantia do direito à Educação a todos os segmentos sociais.

A metodologia fundamenta-se na análise de documentos legais, entre os quais a Constituição da República Federativa do Brasil de 1988 e a Lei de Diretrizes e Bases da Educação (LDBEN) n. 9.934, de 20 de dezembro de 1996, nas publicações científicas sobre supervisão de Ensino, assim como nas específicas sobre a supervisão de Ensino do sistema estadual paulista (CHEDE, 2014; FERINI, 2007).

Como procedimento metodológico fundamenta-se também nos indicadores gerados em pesquisa de grupo focal, com entrevistas a supervisores de ensino, coordenada por Chede, Heloani, Pinto e Piolli entre 2015 e 2019, por intermédio do Sindicato Apase. Esses indicadores foram categorizados a partir de respostas apresentadas ao seguinte questionamento: "Quais características institucionais e espaços de atuação representam uma supervisão emancipatória para o sistema de Ensino?"

A temática justifica-se, portanto, tendo em vista que a produção científica, majoritariamente, incide sobre situações relacionadas à docência e aos cargos de gestores nas instituições escolares (diretores e vice-diretores), como sujeitos de pesquisa, ou ainda, sobre a gestão democrática no intraescolar. A atuação dos supervisores no sistema ou dos profissionais com outras denominações, mas que desempenham atribuições relacionadas, é pouco relatada na literatura científica atual. Um estudo realizado pela pesquisadora Elijane dos S. Silva (2017) retrata a escassez de produções envolvendo a supervisão. Nesse sentido, aponta-se, dialeticamente, a relevância da análise nesse conteúdo, considerando as possibilidades de apropriação do real em sua totalidade, partindo do local e específico para o global.

Para compreender as especificidades da administração escolar e do sistema, é necessário perpassar o conhecimento da supervisão e dos espaços que ela ocupa, ao mesmo tempo, transitando do local para o central, para desencadear mecanismos de garantia do direito à Educação e à aprendizagem, em movimento processual e dinâmico.

Nesse contexto, cabe destacar que os referenciais das Teorias de Administração propostas para as empresas, amplamente difundidos nos ambientes escolares, criam uma relação mercadológica na maneira de conceber a

Educação, supostamente modernizada sob o culto da racionalidade propagada pela gestão de resultados.

O conhecimento da supervisão inscreve-se nesse cenário, sendo necessário para romper com a visão mercadológica da Educação, bem como para a superação de visões fragmentadas que antagonizam as práticas de diferentes profissionais da Educação e induzem a rupturas entre teoria e prática, administrativo e pedagógico, planejamento e execução, sistema e escola. Há de se enfatizar a essência do processo educacional, qual seja, a humanização e a centralidade da Pedagogia, como Ciência da Educação nos processos de gestão do sistema de Ensino para a convergência entre todas as funções e instâncias educacionais a favor da garantia do direito à Educação sob uma perspectiva emancipatória.

Considerando a abrangência da temática que envolve a gestão do sistema de Ensino, para efeitos de sistematização das categorias de análises, nos restringiremos, neste capítulo, a apontar características institucionais que representariam um referencial teórico de supervisão, sob perspectiva emancipatória, contrapondo as características do atual modelo gerencial conformado com a lógica da Nova Gestão Pública (NGP).

Tal modelo, advogado pelo setor empresarial e suas fundações, reforça os elementos como a competição, a hierarquização, a performatividade e a meritocracia, ao mesmo tempo em que aprofunda a divisão entre os que idealizam e os que implementam as políticas. Esse gerencialismo de caráter empresarial vem introduzindo, nos sistemas de Ensino, a responsabilização fundamentada na gestão por resultados e no cumprimento de metas e promovendo o enquadramento dos profissionais que atuam na gestão dos sistemas segundo sua lógica, ou melhor, sob critérios empresariais de liderança em competências.

Nesse trabalho, ressaltam-se, como características emancipatórias, as atribuições comprometidas com a humanização, a atuação voltada para a garantia do direito à Educação, a presença de relações dialógicas entre os diferentes agentes envolvidos, a visão da escola como fenômeno complexo, avaliação e planejamento formativos, a Pedagogia embasando os saberes e ações, a defesa da escola pública, a qualidade social do processo educacional, a elaboração de um currículo emancipador.

Para a concretização dessas características ressaltam-se como princípios para a supervisão emancipadora: a pesquisa, a autonomia intelectual e a autoria, abordadas sob perspectiva crítica e como decisivas para a práxis, conforme defende Rosângela Ferini Chede, em publicações nos documentos institucionais da Apase, em contraposição às visões reprodutivistas e gerencialistas.

2. Gestão, gerencialismo e a Nova Gestão Pública nos atuais sistemas de ensino

Nas últimas décadas, várias reformas administrativas foram observadas na organização e gestão da Secretaria da Educação do Estado de São Paulo, acompanhando um movimento mais amplo de redefinição do próprio Estado dos anos 1980.

As influências neoliberais ditaram as transformações educacionais, principalmente, na segunda metade da década de 1990.

Incorpora-se ao conjunto de reformas dessa época a disseminação de um novo paradigma de "gestão", sob a justificativa de uma maior racionalidade e eficiência para a administração pública. Os dispositivos legais editados e publicações introduzem a expressão gestão e, rapidamente, as práticas e teorias educacionais fazem menção ao conceito de gestão em substituição ao de administração.

A designação é simbolizada pela modernidade e pela eficiência advinda dos referenciais do mercado. A nova agenda, pautada pelo discurso da racionalização, inspira-se no ideário empresarial. Principalmente a partir de 1995, no Estado de São Paulo, verifica-se na administração pública um processo de adequação da acumulação de capital ao contexto de mundialização. Nesse sentido, entre as ações do governo destacam-se os cortes nas despesas públicas, a implementação da gestão por resultados com metas e métodos quantitativos, programas de desconcentração, descentralização, privatizações, terceirizações, em acordo com a Nova Gestão Pública (Clad, 1998).

Segundo Heloani (2018, p. 186),

> O conceito da "New Public Management-NPM" ou Nova Administração Pública foi elaborado no contexto econômico, ideológico e sociocultural do neoliberalismo. É fruto das ações das reformas administrativas ocorridas na Grã-Bretanha, EUA, Nova Zelândia e Austrália, no final da década de 1970 e consolida-se nos anos de 1980, em plena harmonia com os pressupostos pós-fordistas. A maior parte dos estudiosos acredita que a Inglaterra foi a precursora da "New Public Management-NPM". A diminuição do número de servidores (fazer mais com menos), a redução do setor público em geral (enxugar a máquina pública) e o peso do custo do Estado para o setor produtivo (diminuir o custo Brasil, por exemplo) constituiu – e ainda se apresenta – verdadeiro mantra nas agendas de seus defensores. Ademais, a avaliação de desempenho dos funcionários foi advogada como quesito básico para se buscar a "qualidade". De tal modo, os serviços públicos passaram a ser orientados por critérios de produtividade e de qualidade mensurados a partir de indicadores quantitativos. A avaliação e o desempenho constituíram-se como elementos centrais na orientação das políticas tendo a qualidade do serviço público como enunciado fundamental para legitimar a adoção de novas práticas gerenciais oriundas do setor privado.

Com o avanço das práticas gerencialistas, a produtividade e a qualidade assumem centralidade nos discursos indutores das políticas. Assim, o serviço público é submetido aos processos meritocráticos, com indicadores quantitativos, que se tornam o escopo da concepção e implantação das políticas públicas.

No setor educacional, em especial, há ênfase na melhoria de qualidade e, como referência, adota-se o Programa Internacional de Avaliação de Estudantes (Pisa)[31], como indicador internacional.

31 Criado em 2007, que reúne em um só indicador, os resultados de dois conceitos importantes para a qualidade da Educação: o fluxo escolar e as médias de desempenho nas avaliações.

Programa coordenado pela Organização para Cooperação e Desenvolvimento Econômico (OCDE). No Brasil, esse programa é coordenado pelo Inep. Essas avaliações são aplicadas a cada três anos. Os dados e os resultados produzidos são utilizados para amparar os governos e nortear políticas educacionais.

A cultura instituída pelos *rankings*, como o Índice de Desenvolvimento da Educação Básica (Ideb)[32], Programa de Qualidade da Escola (Idesp)[33], Exame Nacional do Ensino Médio (Enem)[34], Prova Brasil[35], Sistema de Avaliação do Rendimento Escolar do Estado de São Paulo (Saresp)[36], tem sido propagada em todos os ambientes sociais e ditada por ampla cobertura das mídias.

Também se observa a presença das agências multilaterais, organizações não governamentais ligadas ao empresariado, que se constituem em "verdadeiros braços sociais das empresas" (BRUNO, 2011, p. 553) na

32 Criado em 2007, que reúne em um só indicador, os resultados de dois conceitos importantes para a qualidade da Educação: o fluxo escolar e as médias de desempenho nas avaliações.

33 Índice de Desenvolvimento da Educação de São Paulo, um dos principais indicadores da qualidade do ensino na rede estadual paulista. Criado em 2007, o índice estabelece metas que as escolas devem alcançar ano a ano.

34 Criado em 1998, tem por princípio avaliar, anualmente, o aprendizado dos alunos do ensino médio em todo o País para auxiliar o Ministério da Educação na elaboração de políticas pontuais e estruturais de melhoria do ensino.

35 A cada dois anos, estudantes do 5º e do 9º Anos do Ensino Fundamental de escolas da rede pública realizam uma prova padronizada, aplicada pelo Ministério da Educação (MEC). Até 2018, ela se chamava Prova Brasil. A partir da edição de 2019, passou a se chamar de Sistema de Avaliação da Educação Básica (Saeb). Por meio dos testes de Língua Portuguesa e de Matemática, são monitorados os índices de qualidade da Educação. Com os resultados, as secretarias de Educação, o MEC e as próprias escolas podem definir ações e direcionar recursos para melhorar o aprendizado dos estudantes.

36 Prova aplicada anualmente, desde 1996, pela Secretaria da Educação do Estado de São Paulo (SEE/SP) para avaliar sistematicamente o Ensino Básico na rede estadual, e produzir um diagnóstico do rendimento escolar básico paulista. É aplicada, geralmente, no final de cada ano letivo para alunos que estão matriculados nos 3º, 5º, 7º e 9º Anos do Ensino Fundamental e no 3º ano do Ensino Médio.

administração pública, ou seja, um eixo de poder e norteador na definição de políticas educacionais.

Para o pesquisador Ball (2004, p. 1108),

> [...] não é mais possível ver as políticas educacionais apenas do ponto de vista do Estado-Nação: a Educação é um assunto de políticas regional e global e cada vez mais assunto de comércio internacional. A Educação é, em vários sentidos, uma oportunidade de negócios [...].

A autonomia das escolas e a gestão democrática, demandas latentes da sociedade e dos educadores, também são integradas a essa lógica e subvertidas em sua essência, quando transformadas em programas e projetos a serem implementados nas escolas públicas, que passam a ser controladas pelo sistema e submetidas a regras de *accountability*.

A autonomia controlada é apontada por Lima (2008) como opção preferencial para o alcance de resultados, sendo uma característica central do gerencialismo. Isso está inscrito no processo de mudança do papel do Estado que passa da condição de provedor para a de regulador, assumindo a condição de auditor que avalia resultados a distância. A busca de resultados (eficácia e eficiência), dentro da política de qualidade, acaba por estimular mudanças significativas no trabalho dentro do setor público, a partir de então submetido a uma cultura de "performatividade competitiva" (BALL, 2005).

Nessa esteira anunciada como "modernizadora", sob a lógica da NGP, diretores, coordenadores, supervisores e, até mesmo, professores passam a ser mencionados como gestores, tanto nos dispositivos legais quanto na literatura publicada e assim submetidos cada vez mais a uma política de responsabilização.

A gestão das escolas e de outros espaços do sistema de Ensino é direcionada por planos estratégicos voltados para atingir metas de qualidade com base nos principais *rankings* utilizados pelos governos, quais sejam, Programa Internacional de Avaliação de Estudantes (Pisa), Índice de Desenvolvimento da Educação Básica (Ideb) e Índice de Desenvolvimento da Educação do Estado de São Paulo (Idesp). A visão de escola fica restrita aos indicadores quantitativos de *performance* e seus profissionais ao *accountability*.

Para nortear os planos estratégicos, de forma instrucional, disseminam-se documentos e manuais voltados à gestão escolar, gestão de recursos financeiros, gestão pedagógica, gestão de recursos humanos, ao gestor escolar, entre outros para imprimir a racionalidade ao sistema e simplificar os problemas das escolas transformando-se em desafios.

Uma das primeiras tentativas de incutir essa nova lógica no sistema paulista pode ser observada no Projeto de Formação Continuada Circuito Gestão[37], desenvolvido pela SEE/SP com apoio da FDE/Fundap/Idort[38].

O público-alvo incluía dirigentes, supervisores, diretores, vice-diretores e professores-coordenadores.

Sempre com a gestão como foco principal de mudança para alcançar as metas e resultados estabelecidos pelo governo, em 2004 realiza-se, em parceria com o Consed[39], o Progestão[40], destinado aos gestores escolares da rede pública.

Há de se notar que essa transição de nomenclatura coincide com o fenômeno do processo de globalização no Brasil e com a intensificação da influência do neoliberalismo, repercutindo em medidas de flexibilização da economia, racionalização dos sistemas produtivos e da máquina burocrática e na propagação do Estado mínimo.

Ainda, no final da década de 2000, foi lançado o programa São Paulo Faz Escola[41], com a apresentação de metas para a melhoria de resultados a

37 Para mais informações, conferir os documentos do Circuito Gestão – Formação Continuada dos Gestores de Educação da SEE/SP.

38 Siglas utilizadas: Fundação para o Desenvolvimento da Educação (FDE); Fundação de Desenvolvimento Administrativo (Fundap); Instituto de Organização Racional do Trabalho (Idort).

39 Conselho Nacional de Secretários de Educação.

40 Programa de Capacitação a Distância para Gestores Escolares. Para mais informações, conferir material, Módulos I a IX do Progestão (MACHADO, 2004).

41 Com base nos resultados do Saeb (hoje Prova Brasil), do Enem e outras avaliações realizadas, em 2007, o governo do Estado de São Paulo elaborou 10 metas para a educação paulista, a serem conquistadas até 2012. Propôs, então, várias ações articuladas com o objetivo de alcançar "melhores resultados". E para isso criou a Proposta Curricular (base curricular comum) para toda a rede de ensino estadual e os cadernos (SÃO PAULO – SEE, 2012).

partir da organização de um currículo único para toda a rede, com a edição de cadernos instrucionais para alunos e professores.

Segundo Catanzaro (2012, p. 14-15), o São Paulo Faz Escola

> [...] É um programa centralizador que propõe um mesmo material a todo o Estado de São Paulo como resposta à compreensão de que a má qualidade das escolas da rede estadual passava pela autonomia do planejamento e pela autonomia de cada professor em seu trabalho solitário de definição de conteúdos e metodologias. Na intenção centralizadora, o governo do Estado planejou o programa em articulação com outras medidas que o examinam por meio de resultados obtidos pelos alunos da rede estadual, podendo gerar bonificação às escolas que melhoram seus resultados, e também avaliam seus docentes individualmente, em provas baseadas nos conteúdos presentes nesses cadernos [...].

A partir do discurso da melhoria de qualidade, referenciada em indicadores e metas pautadas em avaliações externas, as políticas educacionais definem programas cada vez mais centralizadores e indutores do modelo de gestão por resultados. Os espaços de análises para a compreensão da escola e das possibilidades para a garantia do direito à Educação se restringem às métricas ditadas pelos órgãos centrais do governo, assessorados por setores da inciativa privada.

Apesar dos discursos de exaltação da autonomia e da gestão democrática, como princípios para a organização escolar, advindos da própria CEF/1988 e da LDBEN n. 9.394/1996, na prática, observa-se a edição constante de normas que, cada vez mais, restringem os espaços de atuação e o poder de decisão dos diferentes profissionais envolvidos no processo educacional, "conduzindo" suas atribuições para o gerencialismo.

Na primeira metade da década de 2010 foi lançado o Programa Educação – Compromisso de São Paulo, com cinco pilares para o seu desenvolvimento:

1 - valorizar e investir no desenvolvimento do Capital Humano da Secretaria;
2 - aprimorar as ações e a gestão pedagógica da rede com foco no resultado dos alunos;

3 - mobilizar, engajar e responsabilizar a rede, os alunos e a sociedade em torno do processo de ensino-aprendizagem;
4 - lançar as bases de um novo modelo de escola e um regime na carreira do magistério mais atrativo;
5 - viabilizar mecanismos organizacionais e financeiros para operacionalizar o Programa.[42]

O programa foi criado a partir do Decreto n. 57.571, de dezembro de 2011[43] e estabeleceu a composição para o Conselho Consultivo.

Na composição do conselho predominam representantes do setor privado. A quase totalidade desses representantes integram os "Parceiros da Educação"[44], que é uma associação sem fins lucrativos, ou melhor, uma Organização da Sociedade Civil Pública (Oscip) fundada em 2004. Esta organização foi fundada com o propósito de estabelecer parcerias entre empresas, empresários e as escolas da rede pública.

Desde sua criação, o Programa Educação - Compromisso de São Paulo orientou toda uma política de reorganização da secretaria para o qual obteve a colaboração e a consultoria das entidades relacionadas anteriormente. Essas mesmas entidades, na ocasião, colaboraram com o financiamento para a contratação da consultoria empresarial privada como a Mckinsey e Falconi, não apenas para essa tarefa, mas para assessorar a formulação da política educacional do governo do Estado. Este movimento não é exclusivo do Estado de São Paulo, mas também de outras unidades da federação.

42 Disponível em: https://www.educacao.sp.gov.br/compromisso-sp. Acesso em: 4 set. 2020.

43 Disponível em: https://www.al.sp.gov.br/repositorio/legislacao/decreto/2011/decreto-57571-02.12.2011.html. Acesso em: 4 set. 2020.

44 São Parceiros do programa: Instituto Natura, Fundação Victor Civita, Fundação Lemann, Instituto Unibanco, Comunidade Educativa Cedac, Instituto Hedging-Griffo, Fundação Itaú Social, Tellus, Parceiros da Educação, Fundação Educar DPaschoal, Fundação Bradesco, Centro de Estudos e Pesquisas em Educação, Cultura e Ação Comunitária (Cenpec), ICE (Instituto de Corresponsabilidade pela Educação), Instituto Península, Fundação Arymax e consultoria internacional McKinsey&Company (São Paulo - SEE, 2011).

Com relação a esse programa, Mesko (2018) afirma que fica evidenciada a participação da classe empresarial na elaboração das políticas públicas educacionais no Estado com a sedimentação de suas ações na gestão escolar. Para a referida pesquisadora (2018, p. 7),

> A classe empresarial se tornou uma interlocutora privilegiada nas formulações das políticas públicas educacionais na rede estadual de Ensino paulista (privatização exógena), atuando fortemente na implementação de modelos, práticas e métodos (privatização endógena) utilizando-se dos diretores, convertidos num novo diretor gerencial, para garantir a efetivação deste projeto no interior das escolas. Tudo isso, amparado no discurso da qualidade como indicador central dessas políticas educacionais recentes em confluência com os ditames da agenda global dos organismos multilaterais sob o prisma do imaginário neoliberal.

De maneira geral, observa-se, nas reformas e nos programas implementados, a presença da agenda neoliberal, reiterada, constantemente, pelos organismos internacionais e pelo setor empresarial, embasando os fundamentos das reformas educacionais, sob os ditames econômicos e financistas. As referências e experiências da iniciativa privada são incorporadas pelos governos como sinônimos de eficiência, produtividade, qualidade, racionalidade.

Observa-se um movimento paralelo e contínuo, massivo diante da sociedade, em todas as mídias: de um lado, a exaltação dos valores da inciativa privada como referenciais de competência, sucesso e qualidade e, de outro lado, uma campanha de desqualificação do serviço público, estigmatizado como ineficiente, repleto de funcionários corporativos, privilegiados, com regalias e benesses. Todas as mazelas sociais são atribuídas ao gigantismo do Estado brasileiro, obrigado a gastar com salários de funcionários e "impedido" de investir, por esse motivo.

A iniciativa privada, por meio de organizações sociais (Parceiros da Educação, Falconi, Itaú Social, Ayrton Senna, Lemann, entre outras), direciona o currículo a ser ofertado aos alunos, à formação de professores e ao modelo de gestão praticado nas escolas públicas, ganhando destaque pela prioridade nas reformas e políticas propostas.

Percorrendo a lógica da eficiência, mais recentemente, o foco na gestão em diferentes dimensões consolida-se. O Método de Melhoria de Resultados (MMR), iniciado com experiência-piloto em 2016, expande-se para toda a rede em 2019. Os gestores da rede são "treinados" para aplicar o MMR, passo a passo, para o diagnóstico e definição de propostas de intervenção, mas somente dentro do seu espaço de governança.

> O método é utilizado desde o planejamento estratégico para o ano letivo e passa por etapas como identificar os desafios, planejar formas de superá-los e implantar as soluções elaboradas. Em conjunto com a associação Parceiros da Educação, que conta com empresas, empresários e organizações da sociedade civil para auxiliar a secretaria em projetos educacionais, uma experiência-piloto foi realizada em 2016, em 77 escolas da região leste de São Paulo (GOVERNO DO ESTADO DE SÃO PAULO, 2011, *apud* PIOLLI, 2019, p. 31).[45]

O MMR é parte integrante do Programa Gestão em Foco e foi lançado em agosto de 2017, com apoio da ONG empresarial "Parceiros da Educação". O principal objetivo é o de que as escolas "conquistem avanços educacionais, pedagógicos e de gestão". Essa "nova ferramenta de gestão" foi inspirada nas estratégias empresariais voltadas para a melhoria da qualidade na produção e na gestão dos negócios, como a "espinha de peixe" e o PDCA, com o objetivo de buscar a eficiência e desenvolver o comprometimento e a responsabilização de todos os profissionais que atuam no sistema estadual de Ensino (PIOLLI; OLIVEIRA, 2019).

Em conformidade com a lógica do mundo dos negócios, o MMR procura estimular certo tipo de participacionismo nas escolas e no sistema, criando um ambiente com uma roupagem democrática e de transparência, mas que tem, no centro, as avaliações externas fundamentadas em metas heterônomas e a responsabilização. As unidades escolares ficam com a responsabilidade de desenvolver seus planos de ação e de monitorar os resultados, sob intensa supervisão. A Secretaria Estadual de Educação (atualmente Secretaria da Educação do Estado de São Paulo [Seduc-SP]) controla o processo a partir de "ferramentas de auxílio para as escolas", com os resultados dos alunos.

---

45 Disponível em: http://www.educacao.sp.gov.br/gestaoemfoco/. Acesso em: 10 set. 2018.

Esses dados são extraídos da Avaliação da Aprendizagem (AP) inseridos em uma plataforma chamada Foco e Aprendizagem, com dados sobre o desempenho dos alunos nas avaliações externas centradas em Português e Matemática (PIOLLI, 2019).

A vinculação das reformas educacionais à ordem econômica consolida-se, ao longo das últimas décadas, sob a NGP. As mudanças que, aos poucos, foram dominando os discursos na transposição dos termos: gestão, gestor e suas derivações em substituição à "antiga denominação" de administração, administrador, diretor, supervisor, entre outros, não foram meramente de linguagem, elas produziram efeitos de dominação nas ações cotidianas.

Em análise, no campo teórico, a respeito do predomínio do termo gestão em relação à administração, Silva Junior (2002, p. 202-203) problematiza a questão e admite o caráter inócuo ou mesmo impossível de diferenciação. Também faz um alerta:

> [...] práticas correspondem a valores de suporte. A importação para ambientes de administração pública de práticas da administração privada viabiliza a circulação no espaço público dos critérios, valores e interesses a que essas práticas se reportam. Com isso diluem-se as fronteiras entre o sentido do público e o sentido do privado, em favor deste e em detrimento daquele. A hegemonia semântica e discursiva do conceito de gestão no debate educacional brasileiro favorece essa intensificação "por dentro" da privatização de nossos sistemas e de nossas unidades escolares [...].

Essas mudanças semânticas de valores e de práticas no processo de implementação das políticas, entretanto, não ocorrem sem resistências. As resistências e transgressões, por vezes expressas até em situações de adoecimento dos agentes do sistema, em razão de um modelo alienante de gestão, que desumaniza, revelam a necessidade de outro referencial de organização e de relações no sistema de Ensino.

No contexto das análises deste trabalho, ressalta-se que tanto a administração quanto a gestão surgem, por um lado, do "processo de taylorização da organização e administração das escolas" e, por outro, do "processo de tecnicização da mudança organizacional".

Segundo Barroso (1996, p. 184),

> [...] Contudo, nos tempos atuais, o que é mais significativo nesta preocupação gestionária não é a importância que é dada à gestão, mas sim o facto de se pretender reduzir os problemas das escolas a problemas de gestão, como forma de escamotear a complexidade da escola enquanto organização e a conflitualidade ideológica, política e social a ela inerentes [...].

Por essas exposições, ainda que preliminares, considerando o espaço de trânsito dos supervisores de Ensino no interescolar e nos diferentes órgãos da administração central, bem como a própria trajetória profissional desses agentes que permite a vivência nos diferentes espaços, sempre pedagógicos em sua essência e finalidade, entende-se oportuno o "Ensaio para uma teoria de supervisão no sistema de Ensino", em contraposição ao modelo de administração conservador, autoritário e regulador.

3. Marcos sociopolíticos e culturais e características institucionais: projetos em disputa

Um ensaio para uma teoria de supervisão no sistema de Ensino pressupõe explicitar alguns marcos e características institucionais que configuram um modelo de administração. Ainda há de se identificar a partir de quais valores as ações são desencadeadas e as relações se constroem. Nesse sentido, enfatiza-se uma relação entre conteúdo e forma organicamente coerente com os pressupostos de referenciais emancipatórios para uma "teoria de supervisão no sistema de Ensino".

A administração pública e, consequentemente, os sistemas de ensino, se organizam a partir de modelos/referenciais de administração com uma respectiva correspondência político-social, assentada em uma matriz histórico-cultural, que condiciona, e até mesmo determina, os modelos de administração e, por consequência, as práticas dos agentes envolvidos.

Na história brasileira, pode-se observar que os referenciais de administração, respeitadas as especificidades de cada época, foram perpassados pela tendência de um modelo de administração conservador, autoritário e regulador.

Segundo Lahuerta (2003), a herança do patrimonialismo, da escravidão, do subsídio estatal a imigração de mão de obra (mantendo as relações desiguais entre patrões e empregados), da ideia de um Estado-Nação, de uma "cultura-nacional" que articula, harmoniosamente, tradição e modernidade, de governos de caráter "populista", da subsunção do poder público ao econômico e privado, entre tantos outros fatores, constituíram "uma república sem cidadãos", ancorada no autoritarismo, conservadorismo e no aspecto de regulação a ser exercido pelo Estado.

Mendonça (2001, p. 100), por sua vez, afirma que

> [...] O Estado Patrimonialista, em seu gigantismo, seu centralismo e em sua função empreendedora de produtor da riqueza da nação, tudo abarca, à custa do enfraquecimento da sociedade e do fortalecimento dos estamentos que o dominam. O patrimonialismo constitui a terra seca e infértil de um tipo de Estado que inibe a germinação das sementes da participação, na qual se funda a democracia [...].

Com o objetivo de compreender os contornos do modelo de administração e de sua influência sobre a atuação dos diferentes profissionais do sistema de Ensino, há de se apontar alguns marcos orientativos, que exercem uma simbiose com os modelos de administração, quais sejam: o autoritarismo, o patrimonialismo, o tecnicismo e, mais recentemente, a competitividade e o individualismo, acrescidos pela lógica das competências com a NGP. O culto ao privado e ao mercado transpassam, igualmente, marcos e modelo de administração.

Para Chauí (2006, p. 52),

> [...] O autoritarismo existe sempre e toda vez que as representações e normas, pelas quais os sujeitos sociais e políticos interpretam suas relações, sejam representações e normas vindas de um polo ou de um lugar exterior à sociedade e situado acima dela. Ora, como já não vivemos sob teocracias,

> a exterioridade e a transcendência do poder, fonte de sua autoridade, encarnam-se no instrumento de que os dominantes dispõem para a dominação, isto é, no aparelho do Estado, tomado como poder separado da sociedade, mas na realidade engendrado pelo próprio movimento interno da sociedade [...].

As relações de mando e de poder, no plano institucional e interpessoal, contaminam sobremaneira os espaços institucionais da administração. O autoritarismo exercido pelo Estado pode ser expresso nas práticas centralizadoras de determinação de políticas pelos altos escalões do governo, bem como pelos processos de comunicação imposta pela *intelligentsia* de plantão, de maneira verticalizada na qual os saberes, das bases do sistema, são desconsiderados, e as iniciativas e propostas contrárias aos interesses dos dirigentes do governo, desqualificadas.

Contudo, mesmo com a influência do setor privado na elaboração das políticas educacionais e na indicação de postos de livre nomeação nos governos, a implementação e concretização das políticas ocorre pela atuação dos agentes públicos, em todos os espaços e níveis da administração do sistema. Quanto maior o conhecimento crítico mediado por valores emancipatórios, maiores as possibilidades de construção e consolidação de um referencial emancipador na gestão das escolas e do sistema educacional.

Nesse trilhar dialético, as características institucionais dispostas legalmente, dos agentes que atuam no sistema de Ensino, em especial as dos supervisores de ensino, também ganham relevância.

O conjunto normativo (leis, decretos, resoluções, comunicados e outros) editado pelos entes federados (União, Estados, Municípios e Distrito Federal) para a instituição da supervisão não é neutro. Esses dispositivos são carregados de intencionalidade e valores ideologicamente articulados com o modelo de administração, adotado em cada época.

No processo de consolidação dos marcos e características estabelecidas nas tensões entre o legal, o teórico, a prática e os valores, para a implantação do modelo de administração, ressurge de maneira mais intensa a "seleção" dos líderes como agentes competentes para atuar na gestão. Essa opção ressurge em contraposição aos saberes construídos ao longo de uma carreira orgânica, com experiências nos diferentes espaços, conhecimentos teóricos e técnicos aferidos em cursos de formação inicial, por concursos públicos ou em escalas organizadas sob critérios objetivos.

Essa visão para a seleção de "chefes" não é nova e encontra respaldo nas proposições de Fayol, na administração das escolas públicas, propagado no Brasil por autores como José Querino Ribeiro e Lourenço Filho.

Segundo Heloani (2003, p. 63),

> [...] Fayol, convencido da necessidade de organizar o pessoal dos grandes conglomerados "racionalmente", advoga um Ensino administrativo e professa princípios gerais da administração, pois, antecipando-se nesse ponto aos teóricos da qualidade, percebe que todos os agentes de uma empresa participam, em diferentes graus, dos processos administrativos. Por esse caminho, "intui" que a administração da percepção do trabalhador começa do alto, daí o fayolismo ser tido por alguns como "uma escola de chefes". Sua "doutrina administrativa" é sua contribuição disciplinar [...].

Como anteriormente enfatizado, a simbiose entre matriz e marcos se perpetua. A atual política de agentes "líderes" para atuar se relaciona com o patrimonialismo histórico, que se perpetua, travestido de diferentes formas.

4. O sistema de Ensino e a sua organização: espaços a partir do ordenamento legal

Para pensar na organização de um sistema de Ensino, há de se fazê-lo sob a premissa de que toda a organização educacional deve estar estruturada para garantir o direito à Educação. Nesse processo, defende-se a escola pública como *locus* para a promoção de uma formação integral das crianças e jovens e uma Educação com vistas à emancipação social. Uma teoria de administração/supervisão referenciada nessas premissas constitui-se em condição *sine qua non* nesse processo, conciliando conteúdos, formas e valores constitutivos.

De acordo com Saviani (2010, p. 380), "[...] de modo geral, o sistema é produto da ação sistematizada, isto é, da capacidade humana de agir intencionalmente segundo objetivos previamente formulados".

E ainda, analisando expressões como "sistema público de ensino ou de Educação", "sistema particular de ensino" e "sistema livre de ensino", Saviani (2010, p. 381) esclarece:

> o sistema só pode ser público, já que uma de suas características é a autonomia, o que implica normas próprias que obrigam a todos os seus integrantes. E, obviamente, somente o Estado, isto é, o poder público tem a prerrogativa de definir normas que obrigam a todos.

A organização dos sistemas de ensino é disciplinada, na atualidade, pela Constituição Federal (1988), pela LDB n. 9.394, de 20 de dezembro de 1996, e pela Lei n. 13.005, de 25 de junho de 2014, que fez entrar em vigor o Plano Nacional de Educação (PNE) 2014-2024. Sobre a premissa da autonomia de organização, destacamos na referida Lei:

> Art. 211. A União, os Estados, o Distrito Federal e os Municípios organizarão em regime de colaboração seus sistemas de Ensino. (CF/1988)
> Art. 8º § 2º Os sistemas de Ensino terão liberdade de organização nos termos desta Lei. (BRASIL, 1996).

Como observado, há autonomia para cada Estado e município organizar seus sistemas e a legislação estabelece as competências de cada ente no atendimento das demandas de Educação Básica. De maneira geral, devem constar da estrutura de um sistema, observada a abrangência de atendimento prevista nos arts. 8º, 9º e 10º, o seguinte:

- **Órgão Executivo Da Administração** – Secretaria de Educação/Diretoria/Departamento (de acordo com Lei Orgânica ou Constituição).
- **Órgão Normativo** – Conselho de Educação.
- **Instituições De Ensino** – Rede de Ensino (pública e privada).
- **Conjunto Normativo** – (Lei de criação do sistema, Plano de Educação, Normas emanadas do Conselho de Educação).

Os órgãos, setores, diretorias, departamentos são criados para a composição de um organograma que dará materialidade à oferta de Educação nas escolas públicas do sistema.

Percebe-se que esse é um espaço decisório fundamental para definição de prioridades relacionadas às políticas públicas de currículo, carreira de profissionais, opções pelas relações horizontalizadas (ou não), tipo de comunicação, definição de características dos profissionais para atuação nos diferentes órgãos/espaços, entre tantas outras decisões.

Na definição do fluxo de comunicação e atribuições, criam-se diferentes espaços de atuação e igualmente demandam diferentes profissionais. Mas a organicidade será definida pelo fim a que se destina toda a instituição, qual seja, garantia do direito à Educação e à emancipação social.

Para isso, a formação dos profissionais deve vincular-se à Pedagogia. Não há conhecimento e prática no espaço educacional que não dialoguem com o estudo do fenômeno educativo, considerando a sua complexidade. O exercício de atividades, na esfera profissional, requer a visão indissolúvel entre teoria e prática compondo a práxis[46] educacional.

A divisão do trabalho em especialidades distanciadas do fenômeno educativo reduz e esvazia de sentido a finalidade da Educação. Por mais essa razão se defende uma teoria de supervisão para o sistema. Ela constitui-se em amálgama entre a teoria e a prática.

Há de se destacar ainda que, conforme estabelecido na LDB n. 9.394/1996, é competência do Estado autorizar, reconhecer, credenciar, supervisionar e avaliar, respectivamente, instituições e cursos; coletar, analisar e disseminar informações sobre a Educação; organizar e manter e desenvolver; prestar assistência, enfim, tornar vivo o sistema.

46 Vázquez (1968) define práxis como a atividade prática de nossa espécie que, para constituir os agentes sociais, transforma o mundo natural-social, humanizando-o. Sendo a práxis uma atividade teórico-prática (ideal/material), apresenta-se como atividade subjetiva e como atividade objetiva (exercida sobre uma realidade, independente da consciência acerca desta). Portanto, a práxis caracteriza-se pela ação de um ser humano sobre a matéria, objetivando a transformação do "mundo exterior" e, nesse movimento, a transformação do "mundo interior".

Assim, uma teoria para a supervisão também se justifica à medida que os espaços e necessidades legais acenam para a presença da supervisão de sistema, e esta deve ser elaborada de maneira intencional, mediada pelos valores emancipatórios.

5. Por uma teoria emancipatória de supervisão de sistema: com uma visão de mundo crítica voltada para o direito à Educação, implementado na escola pública e com a teoria e a prática iluminadas pela Pedagogia

Para iniciar um ensaio sobre uma teoria de supervisão sob princípios emancipatórios, há de se superar a hegemonia do modelo conservador, autoritário e regulatório, bem como superar os marcos do autoritarismo, do patrimonialismo, das competências, do culto ao privado, da competitividade e individualismo representados pela ação do Estado, submetida a uma agenda programática do setor empresarial que fragiliza o setor público e seus trabalhadores.

Portanto, constitui-se como um imperativo, no processo de construção de um modelo de teoria da supervisão de sistema, o enfrentamento dos processos de privatização em prol de uma agenda programática centrada na defesa da Educação Pública com gestão pública e dos processos de gestão democrática sob os mecanismos de participação. Isso passa pela ampla defesa dos conselhos - nacional, estaduais e municipais -, dos próprios conselhos escolares. A teoria de supervisão de sistema voltada ao direito à Educação precisa partir do reconhecimento da escola pública como seu fundamento principal. E esclarece-se que a escola pública e os sistemas de ensino, em diálogo com Freitas (2018), são aqueles geridos por instrumentos públicos de gestão e que atendem todas as exigências das escolas públicas estatais.

Há ainda de se considerar que o gerencialismo empresarial, hoje empregado nos sistemas de ensino, constitui-se como obstáculo a essa percepção, uma vez que incute no trabalho dos gestores, em especial nos agentes de supervisão dos sistemas, um sentido pautado pela competição, meritocracia e a responsabilização.

Uma supervisão voltada para a garantia do direito à Educação e à Aprendizagem, nos sistemas de Ensino, necessariamente precisa voltar-se para o entendimento de que o gerencialismo tem produzido a fragmentação desses mesmos sistemas, estabelecendo novas clivagens e distinções no atendimento à população. Isso se expressa pelo emprego das parcerias público-privado, com programas experimentais referenciados no modelo empresarial, sistemas de *vouchers*, contratos de gestão, concessões, contratos de impacto social, entre outros. A fragmentação tem como efeito a oferta desigual produzindo distintas trajetórias de escolarização para os estudantes, reforçando em muitos casos o dualismo estrutural.

Em um novo modelo teórico de supervisão de sistema, as práticas destinadas à garantia do direito à Educação são concebidas sob outra lógica, distante dos valores de mercado que reduzem e coisificam pessoas e fatos ao produtivismo. Com isso, queremos afirmar que a defesa de uma teoria da supervisão passa pela defesa ampla das escolas públicas e dos sistemas de ensino sem distinção quanto à oferta educativa.

Uma teoria de supervisão de sistema emancipatória funda-se no fenômeno educativo e com a participação dos diferentes agentes educacionais na construção de uma nova humanidade, de uma nova consciência, de uma nova sociedade em que o trabalho intelectual e o trabalho manual não sejam diferenciados e sim articulados, privilegiando a formação integral do Homem.

O espaço democrático, coletivo e dialógico, na busca do consenso, superaria a atual fragmentação, o autoritarismo e o individualismo na administração e organização do trabalho nos espaços públicos, que passariam a ser (res)significados.

Enfatiza-se que, por emancipação, entende-se o processo de humanização, de formação de sujeitos históricos e políticos que compreendam objetiva e subjetivamente o mundo em que vivem e, a partir de valores éticos, estéticos e políticos, promovam práticas voltadas à conquista da justiça social e da solidariedade de forma consciente, crítica e coletiva.

Nesse novo modelo, as características institucionais imperativas dos agentes do sistema - coordenadores; diretores; orientadores educacionais; supervisores; inspetores - são significadas a partir da docência, do processo de ensino e de aprendizagem. Os saberes elaborados e acumulados, ao longo da experiência profissional nos diferentes espaços (sala de aula, interescolar em ações relacionadas a coordenação/direção/supervisão/direção; interescolar; diferentes órgãos...), somam-se à formação inicial sólida com a Pedagogia organizadora da práxis. Teoria e prática representam uma unidade indivisível.

A pesquisa, a autonomia intelectual e autoria, conforme defendido por Chede, ganham contornos críticos e reflexivos na atuação cotidiana, constituindo-se em características essenciais ao trabalho do supervisor engajado com a emancipação social, em uma construção coletiva entre os pares.

Essas características ressignificadas transformam-se em princípios imprescindíveis para a atuação dos agentes do sistema e, em especial, dos supervisores de ensino, com o rigor metodológico necessário para apreensão da realidade educativa.

Em articulação orgânica com o modelo de supervisão emancipatório, os agentes voltados para a materialidade do funcionamento do sistema de Ensino necessitam superar a tradição cultural que dividiu o trabalho entre aqueles que o elaboram/planejam/definem e aqueles que o executam. Essa divisão do trabalho criou comportamentos resignados dentro da administração, conformados em administrar segundo uma lógica reprodutivista. A pesquisa, a autonomia intelectual e a autoria, quando estimuladas e exercitadas plenamente, permitem novas formas de atuar, sob contornos diretivos.

Nogueira (2002, p. 19) ressalta que

> [...] Quando nos pomos como agentes da gestão escolar e educacional, tendemos a atuar muito mais como "administradores" do que como "dirigentes": temos dificuldade de nos qualificar como líderes que mobilizam recursos humanos, políticos e ideológicos para uma transformação substantiva; tudo nos convida e nos incentiva a trabalhar como técnicos que manuseiam cifras e tecnologias destinadas a baratear ou a "otimizar" o Ensino, a rotina administrativa, as funções docentes, os currículos, as grades e as seriações. Além do mais, como somos filhos do tempo, tendemos a admitir que talvez o "mercado" possua mesmo o que a ideologia da época apregoa: racionalidade, eficiência, agilidade, até mesmo "justiça distributiva" [...].

Esse alerta do autor nos provoca a pensar e repensar as práticas adotadas na administração para, a partir delas, dialeticamente, construir outro referencial, definido com pressupostos político, ético e estético, de maneira dialógica, com todos os envolvidos no processo.

Arroyo (1985, p. 128) deixa claro que:

> um supervisor interessado em realizar um processo educativo de supervisão, só o conseguirá na medida em que se abra para a realidade onde está e consiga na leitura crítica dessa realidade, encontrar os pontos de referência, em nível dos conteúdos e métodos, que deverão direcionar sua ação.

As análises e proposições partem da escola pública, espaço por excelência democrático, participativo, dialógico, criativo, inclusivo.

6. Considerações finais, ainda que preliminares

A atual estrutura e organização dos sistemas de ensino e as relações em seu interior são pautadas por um modelo gerencial de administração, focado na produtividade e em indicadores quantitativos, em acordo com a concepção da NGP. Mais do que uma concepção para as políticas públicas, a NGP propaga uma visão de Estado, impregnada de valores que privilegiam a lógica empresarial do setor privado, em detrimento do bem comum e do serviço público para todos; incentiva ainda a individualidade, a competitividade, os resultados por metas, a meritocracia, o economicismo, o pragmatismo na formação para o mercado de trabalho, entre tantos outros.

O "Ensaio para uma teoria de supervisão no sistema de Ensino" articula-se com a defesa da construção de uma sociedade sob premissas emancipatórias e humanizadoras, justa e solidária, ancorada em um projeto educativo destinado à formação integral de homens e mulheres, da infância à maturidade, na qual a Educação é pensada e ofertada pelo Estado.

A estruturação do sistema de Ensino é concebida a partir da escola pública, *locus* privilegiado para a concretização do direito à Educação, com autonomia de fato para que esta construa seu projeto político pedagógico, respeitadas sua realidade e saberes.

Para a organicidade e articulação do sistema, a pesquisa, a autonomia intelectual e a autoria devem ser incorporadas às práticas, de maneira crítica e reflexiva, constituindo-se como princípios para a atuação e para um modelo de supervisão emancipadora. Toda a reflexão crítica, mobilizadora da teoria e da prática, necessita desses princípios para iluminar as ações e consolidar a práxis.

A ruptura com a tradição de modelos centralizadores e autoritários só se faz possível com a criação, em todos os diferentes níveis do sistema, de canais de comunicação dialógica e com relações respeitosas e colaborativas; que priorizem elaborações e produções conjuntas, a partir dos saberes construídos na e para a escola pública, considerando as experiências e as necessidades dos alunos e de seus profissionais.

A gestão democrática e compartilhada deve inspirar o encontro entre pares e entre esses e os outros envolvidos no processo educacional; deve inspirar ainda o currículo escolar formando as crianças e os jovens para a participação na sociedade.

As instâncias colegiadas e representativas, com poder deliberativo, ganham relevância para a efetividade das políticas públicas propostas e executadas, para a avaliação destas, com a devida garantia de paridade nos processos decisórios.

A implantação de outra lógica de organização e de relações no sistema de Ensino requer a presença de agentes de Estado, profissionais de carreira, conhecedores da escola pública e com a autonomia conferida por ingresso em cargo público, garantia para a proposição de uma política pública de Estado e não de governo, podendo exercer mecanismos de controle interno e externo à própria administração, com vistas a zelar pela garantia do direito à Educação.

Para a atuação dos agentes nos diferentes espaços do sistema, a Pedagogia é requerida como formação, pois o estudo do fenômeno educativo deve balizar todas as ações. Os saberes da supervisão, elaborados na profissionalidade, partindo da experiência docente e da direção de escola, entre outros, se constroem coletivamente, com os pares mais experientes e transita no intraescolar, no interescolar e nas demais instâncias centrais. A valorização desse processo formativo constitui-se em amálgama entre teoria e prática, promovendo uma consciência coletiva de gestão.

Os *rankings* e as avaliações de resultados por metas serão substituídos por ações de acompanhamento e avaliação institucional e educacional sob bases formativas, para avanços contínuos a partir da realidade posta e considerando todo o conjunto de variáveis socioculturais econômicas.

Um novo modelo teórico de supervisão de sistema pode contribuir para um projeto educativo destinado à formação de homens e mulheres para a autonomia intelectual, para a convivência humanizadora e solidária, imbuídos do desejo de construir, juntos, uma sociedade com justiça social.

Por fim, o presente capítulo não tem a pretensão de esgotar a temática sobre uma teoria para a supervisão no sistema de Ensino. Espera-se que, a partir das problematizações apresentadas, complementadas pelos demais capítulos que integram esta obra, a discussão seja incorporada às agendas educacionais, acadêmicas e o referencial da NGP superado.

Que a temática se consolide como uma demanda necessária para os avanços educacionais, qualitativos socialmente, tão almejados por todos aqueles que advogam por uma práxis emancipatória para a garantia do direito à Educação.

Essas são as contribuições iniciais, apresentadas pelos autores, para elaborações outras.

Referências

ARROYO, Miguel G. Subsídios para a práxis educativa na supervisão educacional. *In:* BRANDÃO, Carlos R.; COELHO, Ildeu M.; CHAUÍ, Marilena S.; ARROYO, Miguel; FREIRE, Paulo; ALVES, Rubem. *O educador*: vida e morte. 6. ed. Rio de Janeiro: Graal Editora, 1985, p. 105-33. (Biblioteca de Educação).

BALL, Stephen J. Performatividade, privatização e o pós-estado do bem-estar. *Educação e Sociedade*, Campinas, v. 25, n. 89, p. 1105-1126, set./dez. 2004.

BALL, Stephen J. Profissionalismo, gerencialismo e performatividade. *Cadernos de Pesquisa*, São Paulo, v. 35, n. 126, p. 539-564, 2005. Disponível em: http://dx.doi.org/10.1590/S0100-15742005000300002. Acesso em: 13 out. 2021.

BARROSO, João. *O estudo da autonomia da escola*: da autonomia decretada à autonomia construída. *In:* BARROSO, João (org.). O estudo da escola. Porto: Porto Editora, 1996.

BRASIL. Presidência da República. Casa Civil. Subchefia para Assuntos Jurídicos. *Constituição da República Federativa do Brasil de 1988*. Brasília, DF, 5 out. 1988. Disponível em: https://www.planalto.gov.br/ccivil-03/constituicao/constituicao.htm. Acesso em: 19 out. 2019.

BRASIL. Presidência da República. Casa Civil. Subchefia para Assuntos Jurídicos. *Lei n. 9.394, de 20 de dezembro de 1996*. Estabelece as diretrizes e bases da Educação Nacional. Brasília, DF, 20 dez. 1996. Disponível em: http://www.planalto.gov.br/ccivil-03/leis/l9394.htm. Acesso em: 19 out. 2019.

BRASIL. Presidência da República. Casa Civil. Subchefia para Assuntos Jurídicos. *Lei n. 13.005, de 25 de junho de 2014*. Aprova o Plano Nacional de Educação – PNE – e dá outras providências. Brasília, DF, 2014. Disponível em: http://www.planalto.gov.br/ccivil-03/-ato2011-2014/2014/lei/l13005.htm. Acesso em: 25 out. 2020.

BRUNO, Lucia. Educação e desenvolvimento econômico no Brasil. *Revista Brasileira de Educação*, Rio de Janeiro, v. 16, n. 48, set./dez. 2011.

CATANZARO, Fabiana Olivieri. *O Programa São Paulo Faz Escola e suas apropriações no cotidiano de uma escola de Ensino Médio*. 2012. 126 f. Dissertação (Mestrado em Educação) – Faculdade de Educação, Universidade de São Paulo, São Paulo, 2012.

CHAUÍ, Marilena. *Cultura e democracia*: o discurso competente e outras falas. 11. ed. São Paulo: Cortez Editora, 2006.

CHEDE, Rosângela Aparecida Ferini Vargas. *A história da supervisão de ensino paulista*: características institucionais, contradições e perspectivas transformadoras (1965-1989). 2014. 313 f. Tese (Doutorado em Educação) – Faculdade de Educação, Universidade de Campinas, Campinas, 2014. Disponível em: http://www.repositorio.unicamp.br/handle/REPOSIP/319167. Acesso em: 10 jan. 2022.

CHEDE, Rosângela Aparecida Ferini Vargas. *Supervisão de ensino*: características institucionais, mitos tipológicos e perspectivas emancipatórias. 2008. Dissertação (Mestrado em Educação) – Faculdade de Educação, Universidade Estadual de Campinas, Campinas, 2007.

CENTRO LATINOAMERICANO DE ADMINISTRACIÓN PARA EL DESARROLLO (CLAD). *Una nueva gestión pública para América Latina.* Caracas, 1998. Disponible en: https://clad.org/wp-content/uploads/2020/07/Una-Nueva-Gestion-Publica-para-America-Latina.pdf. Acceso en: Ago. 2021.

DOURADO, Luiz Fernandes; DUARTE, Marisa Ribeiro Teixeira. *Progestão*: como promover, articular e envolver a ação das pessoas no processo de gestão escolar. Brasília, DF: Consed, 2001.

FREITAS, Luiz Carlos de. *A reforma empresarial da Educação*: nova direita, velhas ideias. São Paulo: Expressão Popular, 2018. 160 p.

HELOANI, Roberto. *Gestão e organização no capitalismo globalizado*: história da manipulação psicológica no mundo do trabalho. São Paulo: Atlas, 2003.

HELOANI, Roberto. *Modelos de gestão e educação*: gerencialismo e subjetividade. São Paulo: Cortez Editora, 2018.

HERRERA, José Rivero. *Educação e exclusão na América Latina*: reformas em tempos de globalização. Tradução de Norisa Kassim Penteado. Brasília, DF: Universa, 2000.

LAHUERTA, Milton. O século XX brasileiro: autoritarismo, modernização e democracia. *In:* AGGIO, Alberto; LAHUERTA, Milton (orgs.). *Pensar o século XX*: problemas políticos e história nacional na América Latina. São Paulo: Editora Unesp, 2003. p. 217-57.

LEFORT, Claude. *Éléments pour une critique de la bureaucratie*. Genève: Librairie Droz, 1971. (Travaux de Sciences Sociales).

LIMA, Licínio C. *A escola como organização educativa*: uma abordagem sociológica. 3. ed. São Paulo: Cortez Editora, 2008.

MENDONÇA, Erasto Fortes. Estado patrimonial e gestão democrática do Ensino Público no Brasil. *Educação e Sociedade*, Campinas, v. 22, n. 75, p. 84-108, ago. 2001.

MESKO, Andressa de Sousa Rodrigues. *O Programa "Educação – Compromisso de São Paulo" e as estratégias de implementação das políticas empresariais na gestão escolar.* 2018. 140 f. Dissertação (Mestrado em Educação) – Universidade Estadual de Campinas, Faculdade de Educação, Campinas, 2018. Disponível em: http://www.repositorio.unicamp.br/handle/REPOSIP/331690. Acesso em: 3 set. 2018.

NOGUEIRA, Marco Aurélio. Administrar e dirigir: algumas questões sobre a escola, a educação e a cidadania. *In:* MACHADO, Lourdes Marcelino; FERREIRA, Naura Syria Carapeto (orgs.). *Política e gestão da Educação*: dois olhares. Rio de Janeiro: DP&A, 2002. p. 17-32.

NOGUEIRA, Marco Aurélio. *As possibilidades da política*: ideias para a reforma democrática do Estado. São Paulo: Paz e Terra, 1998.

NOGUEIRA, Martha Guanaes. *Supervisão educacional*: a questão política. São Paulo: Loyola, 1989. v. 11 (Educar).

PIOLLI, Evaldo. Gerencialismo e hiperburocratização: novas relações de poder e controle na escola. *In:* PIOLLI, Evaldo; OLIVEIRA, Tatiana de. *Educação e trabalho docente no Brasil*: gerencialismo e mercantilização. São Paulo: Fonte Editorial, 2019. p. 17-36.

QUAGLIO, Paschoal. Administração, supervisão, organização e funcionamento da Educação brasileira. *In:* MACHADO, Lourdes Marcelino; MAIA, Graziela Zambão Abdian (orgs.). *Administração e supervisão escolar*: questões para o novo milênio. São Paulo: Pioneira Thomson Learning, 2003. p. 49-58.

SAVIANI, Dermeval. Sistema nacional de Educação articulado ao Plano Nacional de Educação. *Revista Brasileira de Educação*, Rio de Janeiro, v. 15, n. 44, p. 380-412, maio/ago. 2010.

SILVA, Elijane dos Santos. *Supervisão de ensino estadual paulista*: estado do conhecimento de dissertações e teses (2006-2016). 2017. 185 f. Dissertação (Mestrado em Educação) – Faculdade de Ciências e Tecnologia, Presidente Prudente, 2017.

SILVA JUNIOR, Celestino Alves da. Espaço da administração no tempo da gestão. *In:* MACHADO, Lourdes Marcelino; FERREIRA, Naura Syria Carapeto (orgs.). *Política e gestão da educação*: dois olhares. Rio de Janeiro: DP&A, 2002. p. 199-211.

VÁZQUEZ, Adolfo Sánchez. *Filosofia da Práxis*. Tradução de Luiz Fernando Cardoso. Rio de Janeiro: Paz e Terra, 1968.

BIOGRAFIAS

Celestino Alves da Silva Junior

Possui graduação em Pedagogia pela Universidade do Sagrado Coração, mestrado em Educação pela Universidade de São Paulo (USP) e doutorado em Educação: História, Política, Sociedade, pela Pontifícia Universidade Católica de São Paulo (PUC-SP). Livre-docente e professor titular pela Universidade Estadual Paulista (Unesp), possui experiência na área de Educação, com ênfase em Educação, atuando principalmente nos seguintes temas: Política Educacional, Administração Educacional, Organização do Trabalho na Escola, Ensino Superior e Avaliação Educacional.

Eduardo Pinto e Silva

Professor associado IV do Departamento de Educação e do Programa de Pós-Graduação em Educação da Universidade Federal de São Carlos (UFSCar). Graduado em Psicologia pela Pontifícia Universidade Católica de São Paulo (PUC-SP). Mestre e doutor em Educação pela Universidade Estadual de Campinas (Unicamp). Possui pós-doutorado pelo Programa de Políticas Públicas e Formação Humana da Universidade do Estado do Rio de Janeiro (Uerj). Membro do Núcleo de Estudos Trabalho, Saúde e Subjetividade da Unicamp, do GT Trabalho, Subjetividade e Práticas Clínicas da Associação Nacional de Pesquisa e Pós-Graduação em Psicologia (Anpepp) e coordenador do Núcleo Nordeste Paulista da Associação Brasileira de Psicologia Social (Abrapso).

Evaldo Piolli

Professor da Faculdade de Educação da Universidade Estadual de Campinas (Unicamp). Graduado em Ciências Sociais pela Pontifícia Universidade Católica de São Paulo (PUC-SP), com mestrado e doutorado em Educação pela Universidade Estadual de Campinas. É professor do Programa de Pós-Graduação em Educação da Unicamp na linha "trabalho e Educação" e pesquisador e líder do Grupo de Pesquisa Trabalho, Saúde e Subjetividade (NETSS).

José Cerchi Fusari

É graduado em Pedagogia pela Pontifícia Universidade Católica de São Paulo (PUC-SP). Possui mestrado em Filosofia da Educação pela PUC-SP e doutorado em Educação pela Universidade de São Paulo (USP). Atualmente é professor titular aposentado da Universidade de São Paulo. Coordena (em parceria) o Grupo de Estudos e Pesquisas sobre Formação do Educador (Gefepe), no Programa de Pós-Graduação em Educação (Feusp).

Luís Antonio Nunes

Graduado em Filosofia e Pedagogia. Possuiu Especialização em Educação Especial. Atuou na Rede de Ensino Público do Estado de São Paulo, ingressando como professor de Educação Básica II – Filosofia. Posteriormente, exerceu funções de professor coordenador, vice-diretor de escola, assistente técnico na Diretoria de Ensino de Americana, diretor de escola efetivo e encerrou a carreira como supervisor de Ensino concursado. Participa ativamente das atividades do Sindicato de Supervisores de Ensino do Magistério Oficial no Estado de São Paulo (Apase) ocupando a função de diretor de Assuntos Sindicais. Atualmente, é suplente da Diretoria do Sindicato.

Roberto Heloani

Graduado em Direito pela Universidade de São Paulo (USP) e Psicologia pela Pontifícia Universidade Católica de São Paulo (PUC-SP). Mestre em Administração pela Fundação Getúlio Vargas (FGV-SP). Doutor em Psicologia Social pela PUC-SP. Pós-Doutorado em Comunicação pela USP. Livre-docente em Teoria das Organizações pela Universidade Estadual de Campinas (Unicamp) e professor titular na Faculdade de Educação e Instituto de Filosofia e Ciências Humanas da Unicamp. Fundou os *sites* www.assediomoral.org. e o NETSS. Atua principalmente nos seguintes temas: Assédio Moral e Sexual, Ética e Discriminação no Trabalho. *E-mail:* rheloani@gmail.com

Rosângela Ferini Chede

Cursou mestrado na área de Sistemas Educativos e Políticas no Laboratório de Gestão Educacional da Universidade Estadual de Campinas (Lage/Unicamp) e doutorado em Filosofia e História da Educação (HISTEDBR/Unicamp), pesquisando a supervisão de sistema de Ensino. Iniciou sua trajetória como alfabetizadora e, ao longo da carreira no magistério público paulista, ocupou os cargos de diretora de escola e supervisora de Ensino, entre outras funções. Foi presidente da Apase e membro titular do Conselho Estadual de Educação de São Paulo. É pesquisadora do NETSS/Unicamp. Participa de projetos de formação docente e de gestores da Educação Básica. Ministra aulas de metodologia e didática do Ensino Superior.

Helenice Maria Sbrogio Muramoto

Graduada em Pedagogia, mestre e doutora em Administração da Educação, pela Faculdade de Educação da Universidade de São Paulo. Atuou no magistério público oficial do Estado de São Paulo, sendo supervisora de ensino efetiva por doze anos, na Grande São Paulo. Docente no curso de Pedagogia do Centro Universitário da Fundação Instituto de Ensino para Osasco. É autora de diversos livros e artigos.

Selma Garrido Pimenta

Pedagoga, doutora em Educação (Filosofia da Educação), professora titular sênior da Faculdade de Educação da Universidade de São Paulo (USP), em que coordena (em parceria) o Grupo de Estudos e Pesquisas sobre Formação do Educador (Gepefe). Professora associada no Programa de Pós-Graduação em Educação (*stricto sensu*) da Universidade Católica de Santos (Unisantos). Membro do GT 4 – Didática da Associação Nacional de Pós-Graduação e Pesquisa em Educação (Anped) e pesquisadora 1A do Conselho Nacional de Desenvolvimento Científico e Tecnológico (CNPq). *E-mail:* sgpiment@usp.br.

www.cortezeditora.com.br

CORTEZ EDITORA